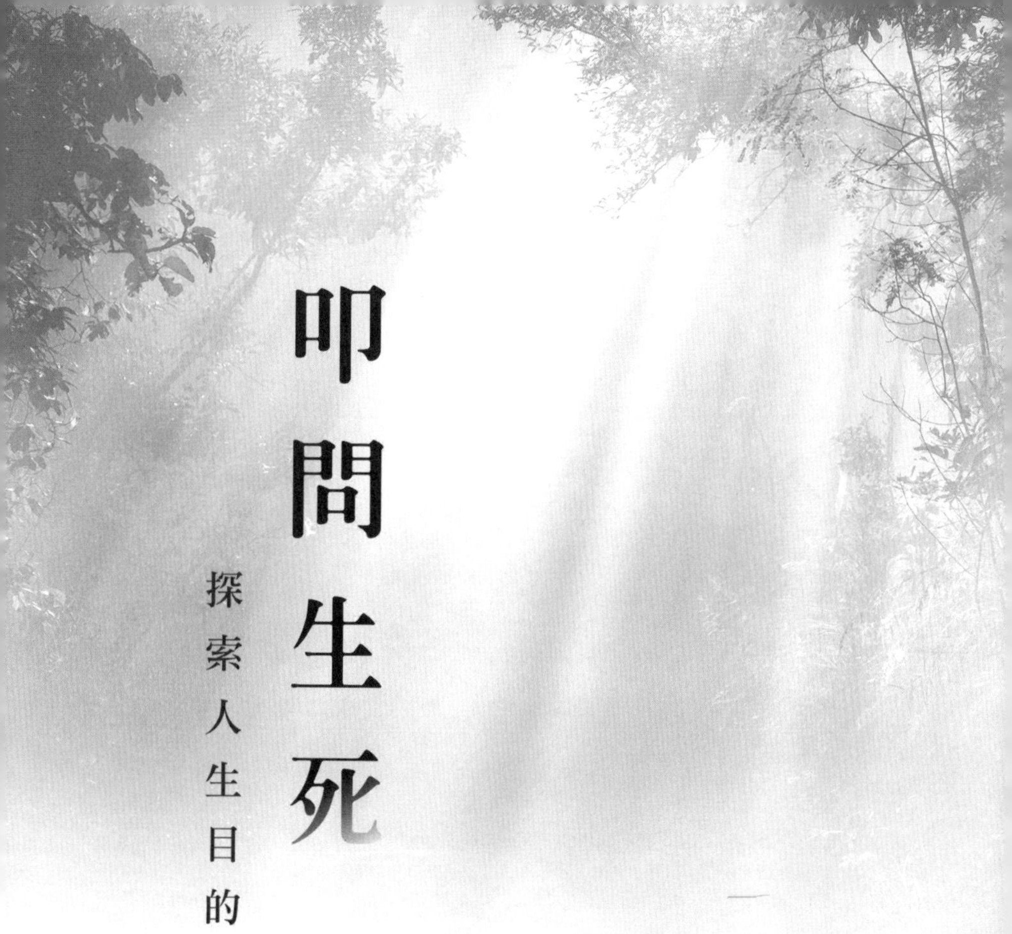

叩問生死

探索人生目的

蕭尹翎 著

〔推薦序〕

吳至青博士／暢銷書《還我本來面目》作者

我非常感恩這本書的作者葛瑞絲，也非常感恩這本書的出版，因為書裡有著我視為至寶的兩種知識，是葛瑞絲用她寶貴的生命換來的。

第一種知識，是有關她出了和信治癌醫院的大門後，對於此生「人生目的」從領悟到實踐的過程。在她出院這兩年半的過程中，我有幸在一旁見證了她如何一次次地再度面臨死亡，又如何一次次地化解危機，最後寫成文字出版成書。

第二種知識，是有關她在出院後與日俱進的通靈能力所帶出來的，這些知識是透過葛瑞絲的通靈能力，讓我有幸能與來自不同維度的各種「非人類」對話中而得到的，對於我個人、葛瑞絲、及之後參與對話錄音轉檔文字的人，都有許多啟發，相信讀者們在讀完這本書後也會同樣受到啟發。

無量光、無盡愛、無限祝福。

寫於二〇二〇年十一月十一日

〔作者序〕

「人生目的」是當初在病危時最激勵我的四個字，從二〇一八年五月出院至今，我每天思考的也是這四個字。我從被告知只剩下兩星期可活的驚嚇中，到今天面對死亡處之泰然，認知到我們的靈魂意識是永生的，我的每一個起心動念創造我的生生世世，包括這一世，比起死亡更讓我恐懼的是「無知」造就了自己的每一個人生。

感謝疾病及時令我領悟，並有幸學習到人生中最珍貴的知識。從懵懵懂懂不知人生意義到今日感謝與珍惜生命中每一時刻與每一個人，這其中的轉折都在自己的「起心動念」，原來人生從來就沒有意外。

透過跟隨至青老師學習，我跳脫原本舊有的思維模式，從更高的角度來詮釋前世今生，理解原來輪迴就是宇宙給予我們的慈愛，藉由每一世人與人之間的關係重新學習上輩子未完的課題，重新學習愛與原諒，最終進而明白所有一切的答案就在自己身上，地獄與天堂只在一念之間。

這本書紀錄了我從出院後，一路一點一滴察覺自己的起心動念，並透過練習而成長的過程，我常說我是讓至青老師給「嚇活」的，因為明瞭人生難得，所以更加把握機會學習，透過實踐人生目的讓我更了解自己與宇宙的真理。

也祝福每一位讀者找到自己的人生目的，往光之道路前進。

目錄

目錄

Chapter 1

癌末宣告，天堂到地獄如此近

1-1 突如其來的癌末宣告

二〇一八年一月一日，突然發現右邊胸部有兩顆小腫瘤，幸好發現得早，診斷結果不到零期。我天真以為只要像上次一樣做全乳切除手術，再接受化療就可恢復正常生活，過著自己以為安心的人生。婚前，原生家庭對我照顧有加，婚後，婆家待我如己出、老公疼愛我，女兒乖巧聽話；有一份令人稱羨的工作，朋友、老闆跟同事都真誠以待；我真的以為人生就此一帆風順。

但是，人生就是有個「但是」，二〇一八年二月初，接受完右邊全乳切除手術之後，體力虛弱與偶爾莫名發燒，長達一個多月都無法恢復，打亂了生活秩序，腸胃也開始出狀況，時常覺得脹氣，吃不下或是吃了就想吐。到了四月初，全身開始莫名其妙地發黃。

我覺得不大對勁，趕緊到醫院檢查，才發現肝臟有好幾個腫瘤。驚慌失措的我們，急忙密集到各大醫院，看不同的肝臟科跟乳癌科醫生，尋求更多意見與更好的治療方式。每一位醫生都請我回到原來的醫院接受治療，並告訴我，他們無法治療我。

最後在和信醫院接受一連串檢查後，證實是由乳癌轉移到肝臟而引起的黃疸，肝臟內有許多大大小小的腫瘤，我是無法開刀也無法做化療的肝癌末期病人。

二〇一八年五月二日。

「蕭小姐，很抱歉，妳第一次來到和信醫院，就必須告訴妳，妳是癌症末期，從現在開始，最快兩個禮拜，最多不會活超過兩個月！」和信放射科主任鄭醫生細讀我帶來的報告後，沉重地說。

我和先生坐在診療室裡，驚恐地看著天真無邪的女兒，她剛滿三歲。我無助地望向站在門口的二姐一家與我女兒的乾媽。然後瞪大雙眼直楞楞看著醫生，不相信聽到的話。

鄭醫生看著驚嚇過度而沒有反應的我們，重複剛才的話：「蕭小姐，很抱歉，我必須要告訴妳，從現在開始，最快兩個禮拜，最多不會活超過兩個月！現在是危險期，隨時都可能立即陷入昏迷而死亡！因為肝癌末期，肝幾乎沒有功能了。」

怎麼可能？怎麼可能呢！醫師在說什麼？是不是搞錯了？我知道我有癌症，但怎麼會是末期？我的眼淚撲撲簌簌。所有人哭成一團，央求著醫生救救我。

當時的我面黃肌瘦，因黃疸指數過高導致全身皮膚都臘黃，連眼白也是黃色的。已經好些時日無法進食，吃什麼吐什麼。尿液顏色是深茶色，味道極其難聞。沒有體力，連走路都需要旁人攙扶。

鄭醫生接著說：「很抱歉，我們醫院不能收妳。妳的黃疸指數過高，肝臟幾乎沒有功能，無法代謝，沒有藥物可以治療。肝癌末期不可能會康復，只能請妳回家或去原來治療的醫院。」

我不肯離開，驚慌失措的哭著拜託醫師，「和信是台灣最好、最專業治療癌症的地方，如果這裡不收我，我還能去哪裡呢？」

鄭醫生拗不過我跟家人的請求，最後同意我們到急診室等待病床，因為醫院目前滿床。幸運的，我們並沒有等待太久，當天就等到病房，入住醫院。

住進醫院的那天，對我而言，等同醫生已經宣判了我的死期。在被送進病房的那一刻，我知道再過不久，也會被推著出病房，宣判死亡。

回想起四年前第一次得到乳癌，才剛生下孩子滿三個月，原本認為左邊胸部的腫瘤是良性的，不需擔憂，沒想到產後回到醫院複診時，已成為惡性腫瘤（乳癌第二期）。很快地就接受了左邊胸部全乳切除手術，和五次的預防性新小紅莓化療。當時的治癒率是百分之八十，原本並不需要做化療，根據當時醫生的建議，接受預防性化療以預防復發和轉移。

整個療程結束後，我以為自此高枕無憂，未曾想過癌症會復發。第一次得到癌症的時候，儘管心理和生理都難以接受，但當時的病況並不像這次復發來的猛烈致命。

1-2 親情難捨，好想再多活一天

住院當天，鄭醫生為我打了營養針跟點滴，也安排另一位化療科的陳醫師來看診。

隔天，星期四（二〇一八年五月三日）。陳醫生特地取消半天休假到醫院看我。

她說，鄭醫生打了很多通電話拜託她來治療我，她在電話上已經直接拒絕；她親自來醫院，是要告訴我，她並不能為我做治療。如果我做化學治療，存活率只有5％，而且很有可能一打藥就會死。

陳醫生表示：她雖然是醫生，卻完全不建議我接受化療。即使我堅持，她也不可能為我治療，並向我解釋，接下來我會因肝功能近乎喪失，產生肝衰竭，之後會引起「肝昏迷」。

肝昏迷會使我日夜顛倒、語無倫次、時間錯亂、認不清楚自己的家人，睡眠時間也會愈來愈長。因此，陳醫生跟我先生說，要特別注意我的睡眠時間，若是午覺時間比平時久，就要檢查我的呼吸，因為我很有可能從此一覺不醒，長眠辭世。

陳醫生來探視之後，我開始不太敢睡午覺，晚上要睡覺的時候也特別擔心，總擔心一闔眼就是永別。每回要閉眼休息時，我都會望向先生，並且看一眼全家福，做最後一次的道別；告訴他們，我愛他們。特別是才剛滿三歲的女兒，我多麼想給她滿滿、長長久久的母愛，可惜事與願違。也擔憂先生往後要如何適應沒有我的日子？再想到年邁的父親，母親已過世十年了，他仍未放下對母親的思念，如今又將面臨女兒的離去！在華人的社會裡，白髮人送黑髮人是多麼不孝，我不敢想像，當我走了之後，父親會多麼傷心！還有我的兩位姐姐，就像是母親一樣疼愛我、照顧我，我離開之後，她們又將會如何呢？

我的病，不僅僅是帶走了我，對我親愛的家人更是一大打擊。

每晚睡前我都向神禱告，拜託，拜託，讓我再多活一天，再給我多一點時間吧！

1-3 無盡的悲傷

住院的日子裡，我和家人每天相擁而泣，原來淚水可以是無止境的。

我最放不下的就是唯一的女兒，捨不得她才三歲就要變成沒有媽媽的單親小孩。我從小最害怕沒有媽媽的陪伴，也特別不忍見到年幼便失母的孩子，萬萬不曾想過有一天我的孩子會面臨此狀況。每想及此，罪惡感便油然而生，對女兒感到萬分抱歉。我悲痛地告訴先生，我要事先買好她的生日禮物，親手寫卡片並錄製祝賀影片，直到她二十歲；每年我都要祝她生日快樂。希望她能夠知道並理解，她擁有很多母愛，是值得被愛的。儘管媽媽不在身旁，她仍是被愛與幸福的。我同時也拜託我的婆婆、姐姐、姪女們，待我的女兒如她們待我般溫暖與體貼，請她們代替我當她的媽媽。

星期五（二〇一八年五月四日）開始，病房陸陸續續來了許久未見的親朋好友。我清楚知道大家都是來見我最後一面，儘管每個人都鼓勵我，給我信心，相信我會好起來。我明知無望，卻沒有說出口澆冷水。其實他們不知道，當他們說「妳一定會好起來時」，我心裡是更悲痛的。

儘管醫生說化療的機會十分渺茫，我的家人，特別是爸爸，仍希望我接受治療，不要放棄任何一丁點的機會。

日子一天一天地過，身體狀況是每況愈下；不能吃、會吐、現在還加上不敢睡！唯一感到些微慶幸的是，醫生說我會因為肝昏迷而在睡夢中離世。因為我最怕痛了，能夠不痛地離開這個人世間，已經是上天給我的恩惠了。以前常想自己老的時候會以什麼方式離開人世，只是沒想到，這一天提早到了。

到了星期天（二〇一八年五月六日），該見的人幾乎都見了，不在國內或無法前來醫院的朋友也在電話中道別了。那天下午，我告訴先生，想去淡水看夕陽，因為陽光很美，在死前能再一瞥淡水夕陽美景也足矣。

就是這一天，我非常篤定「我會死」。因為我意識到自己不是病死，就是活活餓死；我們在淡水河畔的餐廳，邊看夕陽邊用餐。入院之後，雖沒胃口也會逼自己吃一些飯，但一吃完立刻反胃嘔吐的狀況愈來愈嚴重，甚至連喝水也會吐。當時，我也吃了一點，真的就是一點點，但卻在洗手間吐了快二十分鐘，吐到全身無力，不抱任何存活的希望。

那天的夕陽特別美，金色光輝的日落伴隨著橘紅色的晚霞。夕陽之後是黑夜，就像我的人生，在最美好的時候就要落幕了。

始終不明白為什麼生病的人是我！或許每個生病的人都有一樣的想法，為何十惡不赦的壞人活得這麼好，至少身體健康地活著。不明白的事太多，但已經沒有時間抱怨。

每天晚上睡著的時候，能不能再見到明天的太陽都是問號。

我甚至去問靈通老師。這位老師心地善良，待人客氣，對我如自己家人般的好。我問她：「請您問菩薩，我還能活多久？」

如果真的能看到菩薩的預見，那麼我願意去做存活率只有5％的化療，也許會有一線生機。

老師回覆：「不要想太多，要堅強，相信醫生。」

聽完老師的話，我心想大概是看不到吧！於是我決定不做化療，等待死亡，我希望在人生最後的一段日子是美麗的離開，而不是更痛苦的結束。

14 意料之外的轉機

剛住進醫院的隔天下午，有位心理輔導師來協助我們度過這最後的時刻，以及討論後續可能的治療方式。如果決定不做化療，也有安養治療；並且幫助我們如何讓三歲的女兒認識「乳癌」，讓她知道即使媽媽不在了，媽媽的愛依然陪伴著她。心理輔導師也建議可以開始向親朋好友道別、處理財產以及準備「我的喪禮」。

那天是特別難受的一天，卻也是最值得感恩的一天。先生聽從心理輔導師的建議，開始通知親朋好友，我將不久於人世的消息。摯友小安又輾轉告知我們共同的朋友亭玉，她是跟隨吳至青老師學習多年的學生。亭玉將我生病的消息告知當時人在廣州教課的老師；聽到消息後，老師允諾一回到台灣就來看我。

十多年前，我因讀了吳至青老師的《還我本來面目》一書，深覺真是太好看了，想要更多了解老師，便立刻報名參加老師當時在台北的課程，因而正式認識老師。在六天的工作坊與老師說話的機會並不太多，之後陸續的複訓、教練課程與課程翻譯，與老師接觸的機會才多了些。總而言之，至青老師到現在都還記得我，我實在非常驚喜。

當亭玉轉達至青老師要來醫院探望我的訊息時，我內心充滿無法形容的感動。與至青老師已有好多年沒見面，也從未書信往來，如此一位大師級的人物，願意親自前往醫院探望久未碰面又不熟悉的學員，我內心是滿滿的感動與感恩。在住院的這幾天中，這大概是唯一一件讓我雀躍的事，在此也特別感謝亭玉跟小安。

當時沒有任何一個人知道，這竟然是改變我一生的「關鍵時刻」。

Chapter 2

生死關頭大哉問：人生課題，你準備好交卷了嗎？

2-1 重新認識死亡：是轉機，不是終點

「恭喜妳呀，葛瑞絲，妳就要死了！」

二〇一八年五月七日，下午三點多，許多年未見的至青老師和朋友亭玉來到醫院探視我，剛踏進病房的至青老師劈頭就對我這麼說，而且是很認真地說。

在我還未反應過來時，她緊接著說：「有很多修行者一生修行，就是在等待死亡的這一刻。很多人在死亡的時候會看到一道光，有一些人會看見自己信仰的神佛。這道光其實誰也不是，它是我們自己的『自性本體』，在死亡這一刻，如果妳緊緊跟隨這道光，也許就能成佛了。」

恭喜？我心想，老師不愧是大師，言談果然與眾不同。其他人來看我，都是一把鼻涕，一把眼淚，老師竟是來道賀的！成佛，這怎麼可能呢？難道上天惻隱我英年早逝，特地送我的禮物嗎？

當下被腦海那一閃而過的「竊喜」嚇了一大跳。望著老師，我問自己：

為什麼聽到死後成佛會有喜悅感？

難道我不想活著嗎？

做人很辛苦嗎？

這是我真正生病的原因嗎？

我第一次正視自己內在的聲音。

我的答案竟然是，是的，做人很辛苦！

要適應這個社會好難，原來「竊喜」自己終於可以擺脫這個悲情人生，不用在人間繼續「受苦」，做人太痛苦了，死了可以成佛，真是天大的好消息。我以前怎麼從來都不知道呢！這世間要面對如此多的人情世故與生活壓力，從小要認真求學，上好學校取得好學歷，才能出人頭地。在家要當孝順的女兒，婚後要做好太太、好媳婦以及好媽媽。出了社會，努力謀求好工作、認真賺錢才能買房買車。戀愛也不能隨心所欲，要挑個好老公，最好是高富帥！養育孩子更要用心，不能輸在起跑點……等；這一切種種，壓的我喘不過氣。

我迫不及待想聽老師繼續說，求知若渴的想知道有什麼方法可以在死的那一刻即身成佛。

至青老師接著說：「我們每一個人都是自己來投胎在這個世界上，人死亡時，也是自己一個人走。**從現在開始到死亡的那一刻，情緒對我們相當的重要**。傻瓜，妳根本沒有時間哭，現在要抓緊時間，為死後的路做準備。**在中陰階段，情緒會大大影響我們將來要去的那一條路。每個情緒都會影響妳的選擇。現在最重要的是，『一定要放下對家人的不捨，悲傷的情緒對妳毫無幫助。**」

我問老師：「所有的情緒？包括罪惡感嗎？」

老師回答：「當然。在死之前，還沒有面對的，現在趕緊面對；還沒處理的，儘快處理；需要好好溝通的，就抓緊時間溝通。每一個情緒都對我們將來身後要走的那一條路，影響十分巨大。」

這時，我想到我的母親。我一直對母親的過世耿耿於懷，從她過世至今，時常想著如果我當時擁有更多智慧，我們之間的相處會不會更融洽？如果當時有更優渥的經濟能力，她在世時是不是就會過得更開心？我一直都不認為自己是一個好女兒，母親生前，無論我做什麼，她總是不甚滿意。在中陰路上，我知道會看見她，因為我充滿愧疚。大家不是都這麼說嗎，人在過世的時候，一定會看見自己最思念的親人。

當聽見老師說「**此刻悲傷與不捨不但對家人們毫無幫助，對妳更是百害而無一利**」，當下立刻做了一個決定，如果人生要自私一次的話，我願意此刻放下對女兒、先生與家人的不捨；這一次，我要為自己的人生做主，因為死後的道路，我將是一個人走。我離開之後，先生跟女兒會變成這輩子的過客；我必須要接受，也定要相信，先生和女兒有各自的人生需要面對，而他們會好好照顧自己。

老師的話除了讓我能夠放下我對先生跟女兒的牽絆與內疚，也讓我及時明白，必須立刻放下對媽媽的罪惡感。

當時的我還不知道這個想法在不遠的將來，對我有著巨大的幫助與影響。

死前必讀之書——《中陰聞教救渡大法》

至青老師對我先生說：「羅，去買所有與《中陰聞教救渡大法》有關的書籍，研究所有你在網路上找到的相關影片，之後讀給葛瑞絲聽。她現在的體力已經沒有辦法自行看書，也沒有腦力思考書裡面的內容，但這本書對她『死後要去的那條路』，非常非常非常重要。」

接下來，老師告訴我們「前所未聞」的內容，我從來不知道這些「寶貴的知識」，也不曾聽人說過。

老師說：「我們做人所學的『學識跟知識』，所有一切的學習，都是帶著走的，只有錢是帶不走的。我們的想法、情緒、品德與技能，我們在世的所有學習，全部都能帶到下一世。」

至青老師認真地看著我說：「葛瑞絲，從現在到死亡之前，妳還有時間，儘管只能活兩個星期，就好好利用這些時間去學習、吸取知識，這些絕對都帶著走！妳要好好思考未來，並且盡量保持覺知，穩定情緒，這些對妳的將來都大有幫助。」

老師這番話讓我燃起了無限的希望，原來**此刻的死亡並不代表結束，靈魂的旅程將會繼續**。

我要勇敢堅強，我的未來很長。

「是的，我將會因為癌症而死亡；死亡，卻是我另外一個人生的開始。」

當天因為時間不多，至青老師只能大概講解，我們死亡離開人體後會遇到的業力跟輪迴轉世的狀況。當老師講述「因果業力」時，我印象最深刻的一句話就是：「人只要有憤怒，就一定要報復。」

而在中陰路上，「報復心」絕對會讓我誤入「不好的六道輪迴」。

老師在醫院對我說的話，我深信不疑。

出院後，很多人問我，當時老師到底說了什麼，讓我瞬間轉念？

這不僅僅因為至青老師一直是我很尊敬的大師，更因為我相信輪迴。

我相信輪迴，不是因為盲從，而是十年多前曾經看到自己的前世。我看見自己為了私欲，爭權奪利，而在累世中不停地受苦。其中某一世的自己，被人陷害死亡，死前的一刻滿腹怨恨與不甘心，此後生生世世要報仇討債，我和仇人之間的恩怨，千百年來一直糾纏著，直到這一世仍沒完沒了。

老師的話當下引起我很大的共鳴，也著實驚醒了我，更明白與接受所有的「情緒」，一定要想辦法「放下」，因為「我累了」；看著自己一世又一世和同一個人演同一場戲，看著自己始終糾結在痛苦裡，真的夠了！

而這所有的情緒，也是我在成佛之路的「阻礙」。

十年前，我參加至青老師的六天工作坊，有一個課程是「呼吸練習」，在練習的過程裡，有些人的身體會毫無感覺，有些人會感覺身體麻麻的，有些人會看到光，也有些人會看見自己的前世；我便是在這個呼吸的過程裡看見了自己的前世，後面第四章會再詳述這個過程。當然我並不是唯一看見自己前世的人，其他學員也有類似的經驗。

2-2 人生三大目的

至青老師嚴肅的對我說：「葛瑞絲，我們不是隨隨便便就來做人的，每個人投胎來到這世界都是有目的，我們不僅僅是來孝順父母，養育子女，盡忠報國，謀得人人欽羨的工作，也不只是為了結婚生子，賺取金錢，我們來做人有三大目的；第一，提升自己的振動頻率。第二，提升他人的振動頻率，特別是家人。第三，提升世界的振動頻率。」

我當下並不懂什麼是「振動頻率」，但懂了原來我們做人是有目的，這個「聽懂」令我好喜悅，同時也好沮喪。

從小就覺得自己像浮萍，漂啊漂啊，不知該漂向何處，內心總是無來由的悲傷，心裡有一股極大的孤獨失落感。我一直想要做些事，但卻不知從何做起。成年後的我很迷失，不知道為什麼要來做人，不知道活著的意義，找不到前進的方向，像個機器人一樣每天上班下班，並非不喜歡自己正在做的事，但卻不知道為了什麼而活？

我的生活看似豐富卻毫無意義，到底為了什麼要工作？為了什麼要交朋友？又為了什麼要談戀愛和結婚？而愛又是什麼？到底每個人都在說的真愛是什麼？而「它」又在哪裡？我有好多好多的困惑，但始終沒有答案，就這麼日復一日的過著。

當老師在醫院告訴我，人生三大目的時，我的眼睛為之一亮，就是這個！從小到大、日日夜夜苦苦追尋的，就是這個答案！我好興奮，此刻沒有任何文字能夠描述我心裡的激動，一生苦苦追尋的答案，萬萬沒想到在死前最後一刻，竟有幸能聽到這些珍貴的知識。

其實只聽到此，對當時的我已是十分巨大的影響。因為那時我所有的注意力全都集中在到底還能活多久的痛苦中，要如何跟親朋好友說再見，還有三歲的女兒與老公該怎麼辦？完全不知道原來還有好長一段路要走（包括死亡後靈魂的去處）。老師這短短的一席話，猶如當頭棒喝，令我從對死亡的痛苦與恐懼中完全轉移到**當下**，也就是**此刻**。

當時並沒有察覺，在言談間，我的精神狀態改變了。老師來之前，我的體力非常虛弱，病懨懨地躺在床上，就在與老師說話的同時，精神狀況不減反增，也慢慢有體力能坐起來。這期間還發生了一個「奇妙的現象」，但當時在場的我們都沒有發現。傍晚五點多，先生準備了水餃請大家吃晚餐，我也跟著吃了一點，但沒有人發覺，包括我自己也沒有意識到——我沒有吐。

一直到晚間七點多，老師離開之後，我問先生：「還有水餃嗎？」吃到第二顆時，我與先生突然對望了一眼，然後驚訝地同時大叫：「啊！竟然沒有吐！」

晚上護士來量體溫時說：「今天晚上沒有發燒呢！」

先生和我都非常高興，但並沒有多想，因為滿腦子想的都是下午老師說的話。

當晚，我輾轉難眠，不停思考老師說的「人生三大目的」，完全沒心思想我的疾病，癌症此刻已不再重要，死亡也不再可怕。

當時對我而言，真正的「恐懼」的是這「人生三大目的」，我到底做了哪一個？

我好像「一個」也沒做。

如此，還有可能「成佛」嗎？我即將要死了，可能只剩下不到兩星期的時間，怎麼辦？

要如何在這麼短的時間做到人生目的，才不算「白活一場」？

要如何真正學習「放下」，才能在中陰之路「好走」？

老師說的「振動頻率」，是不是意味著我要「正向」面對每一個人生挑戰？

那晚我做了一個決定，如果生命只剩下兩個星期，至少還有時間能夠做「人生第一目的」，一定要提升「自己的振動頻率」，不要再悲傷，不再抱怨，盡一切所能學習「面對與接受」，不再負面看待人生，要好好利用活著的每分每秒來學習「重要的知識」。

2-3 奇蹟式的生還

二〇一八年五月八日。

至青老師來探看我的隔天早晨，大約七點左右，醫院的送餐阿姨推著餐車送來了中式早餐，昏睡中的我竟因為聞到飯菜香，而飢腸轆轆地醒了；已經不記得上一次感覺「肚子餓」是什麼時候，更別提「聞到」飯菜香了，立刻起床漱洗吃早餐。我就像是在山中迷路，久未進食的孩子般，在吃到米飯時感動地流下眼淚。

在長達一個多月的時間裡，每到用餐時間，看到飯菜就會反胃或因為脹氣而毫無食欲。此刻，每一粒的米飯，對我而言都是珍饈佳餚，特別香甜美味。第一次發現原來能夠「吃飯」好幸福，當下格外珍惜。這看似平常卻早被我遺忘的簡單幸福，才意識到以前為了減肥和漂亮而節食與挑食的自己，多麼無知，如今想來，格外諷刺。

這天，用完早餐後沒有吐，中午飽食後，也沒吐。體溫意外地也沒有發燒。我不但有精神，更有體力能自行下床，在病房內開心地走來走去。中午過後，醫生視察後說，「可以正常進食就不用打點滴和營養針了。」

拆掉點滴，我生龍活虎般活動起來。病房內開始有了嘻笑聲。在醫院照顧我的先生和姐姐，也因為我恢復體力與能夠進食而喜極而泣。

二〇一八年五月九日。

鄭醫師一早便來探視，帶來好消息；我的黃疸指數從 10.43 降到 7.22，飲食也恢復正常。

「明天就可以出院，回家休養。」

我和先生瞪大雙眼，不敢置信地望著醫生。這是同一位醫生說的話嗎？上週醫生才悲泣地宣告我剩下的日子不多，經過短短七天，我竟然可以出院了，而且是活著走出醫院，不是躺著被推出去！

我立刻拒絕醫生：「不，我不出院，要是有個萬一，死在家裡怎麼辦？我要住在醫院，這裡有護士跟醫生，待在這裡，我比較安心。」

鄭醫生解釋，黃疸指數下降，身體狀況穩定，可能是荷爾蒙針治療法對我非常有效，而且我也能進食，沒有住院的必要，因此建議出院在家休養。不過，如果我擔心身體的狀況，就再多住一晚吧。

隔天，鄭醫師一早就來到病房。他問：「蕭小姐，今天可以出院了吧？」

我迅速回答：「不行。」

醫生說明，依目前狀況評估，我可以回家休養，醫院會準備足夠的藥物以備不時之需，如果有任何緊急狀況或是突然發高燒，馬上回診，他要我放心。

我心想，鄭醫生是和信醫院非常專業的放射科主任，他如果沒有十足把握，是不可能任意請一個將死的病人回家休養，而且連著兩天通知出院，我應該可以相信他，在反覆思考後，我同意出院。

出院第四天，先生帶我到一家港式飲茶吃中餐（當時因為身體狀況，我要吃什麼，先生都會答應我），用餐時，先生突然落淚，我低頭一看發現我將他愛吃的叉燒包（一籠有三顆）全吃完了。我很抱歉地告訴先生：「對不起，我吃得津津有味，完全沒有自覺將一整籠都吃完了，再幫你叫一份好嗎？」先生感動地說：「我不是為了叉燒包而流淚，是看妳吃這麼多而感動開心。」

打從出院之後，我的體力一天比一天好，從原本走路需要人攙扶，到自己能夠一天走一萬步，從無法進食到能吃下兩人份餐點的量。

我們夫妻倆心裡都明白，我身體突然好轉到可以出院，是因為週一下午與至青老師的對話後，身體開始慢慢有了力氣，精神狀況也變得很好，甚至可以說是在跟老師談話間，身體狀況已經開始出現改變。

我萬萬沒有想到，在週日才認定自己即將要死亡的我，隔天，病情竟大反轉！

自五月十號出院後到七月中，我的身體狀況愈來愈好，黃疸指數也降為正常，並且可以做化學治療。鄭醫生說我非常幸運，是一個奇蹟，而我非常清楚知道，這不是奇蹟，是至青老師的話，令我意識到「人生真正的目的為何」，所以我活了下來，只為完成我未竟的人生課題。

Chapter 3

認識人生目的

3-1 茫然不知我本來

在醫院聽到至青老師說，每一個人生來都帶著人生三大目的，懵懂的我當晚輾轉難眠，反覆思考著人生三大目的，我到底該如何做。認定自己沒有多少時間之下，我在內心發願先做人生第一目的，也就是從提升自我的振動頻率開始。而我出院做的第一個練習就是放下負面思考，並同時跟隨至青老師學習。透過仔細研讀老師的《還我本來面目》以及跟隨老師上課，我才慢慢體認，原來我們一直蒙昧於這幻化的假我之身，忘記原本來此一生的目的，而汲汲營營於從這個我執所衍生的一切名、利、權、情之想。

老師所說的**人生三大目的**是：

第一，提升自己的振動頻率。

第二，提升他人（特別是家人）的振動頻率。

第三，提升世界的振動頻率。

又可稱為靈性目的，其實是我們源自自性本體，生而為人的本來目的，也是我們每一個人相同的人生目的。

可是，到了人間投胎做人之後，我們自然會忘記這原本的三大目的，因此出生後誤以為那以自我為中心的種種追求——至青老師稱之為「人生四大追求的名利權情」，就是我們生而為人的目的。於是根據我們個人或是社會價值觀所定的人生目標，悶著頭理所當然的追求，例如：嫁個好老公或是考取好學校等，一切能彰顯這個我執的外在價值。

但是，大限一到，這一切原來都帶不走，所帶走的反而是為了追求這些名利權情而造作的無數業因，承載了更重的業力。這都是茫然不知本來面目的無明所致，虛度人生，交了一張人生目的的白卷。

3-2 回歸自性本體，探索人生本來目的

我們在講人生目的時，一個重要的關鍵詞彙就是「提升振動頻率」，我們如何去理解這個詞呢？

至青老師在課堂上說過，從靈性的本來，逐步生而為人這個肉身，是一系列降階的外現過程（Involution），從自性本體、意念體、能量體逐步形成這個和合而成的心身。這是一個實體化、具相化的過程，從濛鴻的無限，具體化為由邊界所框架的名色，而由於蒙昧於本來，產生了我執，成就了輪迴中的「我」相，這就是一切無知、苦痛的來源。

解脫之道，就是去認識這個假我的本來面目，具體來說，就是反其道而行，回歸本來的自性本體，這是一個升階的還原過程（Evolution），進入無我、無他，涵融一切的境界，這就是不可思議的自性本體。

而所謂提升振動頻率，就是從無明的、降階的我執領域，提升到覺知的、昇華的無我領域。當我們理解萬事萬物、一切思想行為無非都是沒有實體的振動，那麼這樣一個昇華的過程，就是振動頻率的提升。

具體來說，這是一個「覺」的過程，從人間的得失計較、恩怨報復跳脫出來，從一個超越的、更高的觀照，洞察這種種無明所造作的起心動念，從而以無染的清淨心對待一切。在表現上，就是消融一切邊界，無所待的發心。所謂無所待，用通俗的話來說，就是無條件，從個人小我的情緒糾結，昇華為無條件的悲憫，這就是無條件的愛，就是慈悲。

所以，提升振動頻率，就是以覺的智慧及無所待的慈悲，來替換或昇華無明的我執及自我為中心的愛怨。

而所謂「人生目的」，可以拆成兩個詞彙，「人生」以及「目的」。目的，自然是前面說的回歸；而人生，就是說明人之生而為人的原由。這隱喻了一個事實，就是回歸自性本體並非憑空而來的虛無，而是要經過人生這一個實踐過程，這個生，是一個動詞，是一切覺悟的實踐之道。證悟本來自性並非跳脫輪迴的虛無，而是在生死輪迴的經驗中，實踐覺的道路，捨此無他。換句話說，這是一個「學習」的過程，人生目的就是從生死輪迴的苦痛中，學習覺的道路，究竟契合本來之源。

所以，我們可以歸納「人生目的」：自性本體是其歸宿，提升振動頻率是其特質，智慧與慈悲是其表現，而人生道上的學習是其具體的實踐之道。

3-3 循序漸進，實踐人生目的

至青老師在教導人生三大目的時，特別強調這三者的次第，也就是說，要從最基本的提升自我的振動頻率開始，等自我振動頻率提升到一定程度時，才有能力及於他人，乃至於這整個世界。否則，妄想以未覺的蒙昧自我去改變他人，其實是一個幻象，虛假不實，徒然增加我慢之心，離振動頻率的提升更遠了。

從究竟來說，這三大目的終極是合而為一的。自我振動頻率的提升，消融的是自我為中心的我執，在不斷學習過程中，逐步涵攝了他者，進而提升了他人的振動頻率，以這樣正向的能量，自然能與宇宙契合。

而對自我起心動念的覺察，卻是我們隨手可得的學習途徑，反求諸己正是自省功夫的第一步，登高必自卑就是這個道理。

3-4 提升自我振動頻率，如實解讀宇宙訊息

在我的學習過程中，我發現宇宙是慈悲的，伴著我們解答人生課題、實踐人生目的的道路上，從不吝惜給予暗示的訊息。問題是，我是以低頻的攀緣心去理解這個訊息，還是能以提升振動頻率的靈明之心去覺知這個訊息呢？前者，不免徘徊在人間的

名利權情去解讀，終究無益於我們人生目的的實踐。所以，唯有從自我振動頻率的提升，才能讓我們契合宇宙的慈悲意向，向人生目的的道路上邁進。

就以我要寫現在這一本書的前後因緣為例，我深切體會到，若不提升自我振動頻率，徒然以人間的功利角度去思維，就算有能力接收到宇宙所傳來的訊息，也很容易誤讀，差之毫釐，繆以千里，白費了宇宙所賜與的契機。

話說二〇一九年十二月，我與先生參加一個活動，活動期間，腦海裡突然出現「出一本書」的訊息，我立刻聯想到一位同學，他那時剛出版了一本關於英語教學的工具書；於是我開始思考自己出書的可能性，琢磨著也許我也可以利用自己的專業寫一本英語發音與文法書，或是做網路教學影片，如此一來不但可以大幅減少我實際授課的時間，同時也能賺取日常的生活費，甚至還有可能收入大於開銷。再者，如果減少了工作時間，就有更多時間可以跟隨至青老師上課學習，不用再一邊工作一邊學習；也可安心出國，無須焦慮網路連線是否會影響視訊課程的品質。一想到此，立刻見錢眼開並興高采烈轉頭要和先生討論，但他專注著看書，並未多加理會我的想法。三天的活動結束後，我便將想寫英文書的事忘得一乾二淨。

二〇二〇年四月，我與商周出版簽約，準備將我出院後兩年多來的心路歷程寫成書，才猛然想起幾個月前宇宙曾給過我的訊息，茅塞頓開，天啊！我實在誤會大了，也非常汗顏！宇宙最初傳遞給我一個如此「純淨」的訊息——「出一本書」，但我渾然不知背後代表的意義，一股腦就只想著如何能夠為自己在「人間應用」，並如何賺取更多的金錢，絲毫不知「出一本書」背後的意義是宇宙在傳遞人生目的。

其實這樣從功利角度出發的想法，對一般人來講是很常見的。我們家信奉神佛，每逢初一、十五和各種節日，媽媽就會帶我們到廟裡拜拜，祈求的願望和其他許多求神拜佛的人一樣，不外乎是身體健康、榮華富貴、孩子孝順聽話等。於是我年幼時「誤以為」神就像童話故事裡的阿拉丁神燈，只要到廟裡或教堂祈求，心誠則靈，願望就可能實現。對於認為求神拜佛是為滿足個人欲望的我來說，從人間功利出發，誤解宇宙原本對於人生目的的啟示，自不意外。

直到二〇一八年五月跟隨至青老師學習後，我才真正理解，宇宙不是阿拉丁神燈，祂不會實現人類的任何私欲，祂只會幫助每一個人走上正途，提升每一個人的「振動頻率」，也就是宇宙會旁敲側擊甚至是明白給每一個人提示，而祂的目的是幫助每一位人類實踐出生前人生三大目的。像我的例子就是——我認為宇宙直接告訴我「出一本書」，這根本不是一個提示，祂已經明明白白地告訴我，我的人生目的是什麼，這是宇宙的慈悲與愛，只是因為我的「振動頻率」比較低，並沒有正確接受到訊息的含義，換句話說，我人生價值觀的思考方式仍然是以一個人如何能夠「求取名利」的角度去思考宇宙的訊息。

當我懷抱羞愧之心告知至青老師此事時，才理解原來當一個人振動頻率比較低時，也就是當我所見所想只是要應用在人間過的更好時，不論宇宙透露什麼訊息，我們不但無法理解祂背後真正的意義，也只能用一般人追求的名利權情角度來思考。

從更高的振動頻率來理解這個訊息，宇宙可能純粹是提示我，寫下個人的心路歷程並出書，其中真正的目的是要提升我個人的振動頻率，讓我有機會能夠實踐我的人生目的。藉由出書也許也能提升他人，甚至世界的振動頻率，卻絲毫不是為賺取個人名利為出發點。出書也可能會為我個人帶來一些名利，這是隨之而來的附加價值，完全不是最初宇宙拋出訊息的用意。當我還有許多個人私欲之時，解讀訊息的方式永遠是從我個人如何獲取名利權情為考量，而我錯誤的理解與選擇，除了降低我的振動頻率外，也會讓我偏離實現人生目的正軌，這是我第一次有意識的察覺自己誤解宇宙訊息。

3-5 從學習自我振動頻率的提升，走上正確的道路

為什麼我會說偏離人生目的正軌呢？出一本英文工具書有什麼不對嗎？出一本英文工具書當然沒有問題，首先我要提到至青老師常常告戒我們，做任何事情都要以「提升振動頻率為原則的方式來思考」。如果當時我從活動回來就投注大幅精力在寫英文工具書上面，那麼我可能就不會如此快撰寫關於生病後這兩年來的心路歷程，那麼不寫這本書對我的影響是什麼呢？

二〇一八年五月病危出院後，我發願先做人生第一目的，當時並不知道這是一個非常對的決定，兩年多後至青老師告訴我，先從人生第一目的做起的這個方向是對的，因為她看過太多的人，只做第三目的，也就是忙著在幫助與貢獻這個社會與世界，例如：我有一位朋友，他非常專注投入在志工服務，但卻忽略自己的家庭責任，

對於個人情緒的提升也就更少。由於只專注於做第三目的，他反倒沒有幫助自己面對自己的人生課題，生活就會失衡，也就是說在外他們表現得很好、貢獻非常多，但卻忽略第一和第二人生目的，老師稱之為「本末倒置」。

為什麼從人生第一目的做起就是「對」的方向呢？從我寫書的例子來看，由於我一開始的心願是提升自己的振動頻率，因為參與了至青老師的課程，所以我有幸能夠與大家分享我的個人故事，也因為在眾人面前分享我的個人故事，我自己在不知不覺之中也同時在做第二和第三人生目的。也就是我最初只專注在做第一人生目的時，我的內在生出一股極大的動力，這股動力讓我能夠從安寧病房到出院，給我機會學習，雖然我還在學習如何實踐第一，但也因為這股強大的動力而存活下來的精神，讓我能夠去做人生第二目的，也賦予我機會參與至青老師課程。

之後，宇宙幫了我一把，提醒了我「出一本書」，給我一個機會實踐人生第三目的（提升世界的振動頻率），而透過實踐人生第三目的之時，我重新再次有機會反思與剖析自己，也才發現原來我並未完全做到提升我個人和他人，特別是家人的振動頻率（人生第一和第二目的）；坦白說，出院到現在，我成長最多的時刻，就是寫書的這大半年時光，如果當初我沒有在出院時先決定做人生第一目的，我不會有今天的成長與知識。這也是至青老師所言，為何我們一定要從人生第一目的開始做起的原因，因為當我們專注做人生第一目的同時，也在做第二和第三人生目的。

再從「振動頻率」的角度來看待出書這件事情，出版我個人的心路歷程一書的振動頻率，就我而言是遠遠高於出一本英文工具書，因為它提升振動頻率的層面更廣也更深，而最重要的是對我個人深遠的影響與領悟，因為寫書而反思自己人生的過程，幫助我終於面對自己的人生第一和第二目的。

3-6 學習實踐人生目的的心路歷程

在接下來的章節中，我將依序分享我在學習實踐人生目的的過程中的經驗。第四章將描述我在實踐人生目的的第一步——學習提升自我振動頻率的經驗以及過程中的心路歷程。

第五～九章，進入我看到的種種前世今生，以及與異次元之存有的對話紀錄。上天賦予我這個能力，在至青老師的教導下，也許這是我人生的目的，把老師的正知見與他們交流，理解其中意義，學會懺悔，從輪迴業報中，提升彼此的振動頻率。

第五章是對我通靈能力的反思，希望建立一個正確的觀念，避免走上歧途。

第六章敘述我與已過世母親間的種種前世今生，以及現世的對話。

第七章敘述我與至青老師在一位老朋友的告別式場，所見到亡靈的一場奇幻中陰之旅，有許多啟發。

第八章記錄我在朋友身上所見到黑、白無常的顯現。

第九章比較特別，與我對話的是一位還在世者的靈。在婚姻中不斷有婚外情的先生，我們可以看到他從抗拒面對過往不堪到懺悔的過程。

第十章開始記錄我與遠古或異次元高靈的接觸。

第十一章是與遠古樂母瑞亞人以及毛利人的接觸，他們對殺害生靈的懺悔令人感動，也讓我興起融入自然生態、愛護生命的念頭。

第十二章是與遠古兩河流域神靈的接觸。

第十三章以我最近第四次發病的敘述做結尾，我深深感謝在至青老師的指導下，能夠有意義的實踐我人生的課題，以親身的見證與廣大讀者們分享我的學習過程。

Chapter 4

實踐人生目的第一步：提升自我振動頻率，伴我度過三次危機

4-1 第一次危機：啟發我練習無條件的愛與給予

二〇一九年一月中，結束第六次課程的隔天，至青老師即將要到美國授課，我們也暫時搬回到自己的家中。

回家的第四天下午，我的身體開始出現異常狀況，胃莫名嚴重脹氣，晚餐沒有食欲，吃不下飯，全身發冷，發燒，有反胃現象。這些症狀令我聯想到去年病危住院的情況，到了晚上，身體狀況更糟，胃脹氣更嚴重，而且一直想吐，我頻繁地進出廁所，只吐出水跟黃色的膽汁，最後幾乎是抱著馬桶度過那晚。

反覆嘔吐的過程中，上一次住院的恐懼還記憶猶新，我突然極度害怕地放聲大哭，先生手忙腳亂安撫我，但也不知所措。我每進廁所一次，都會仔細檢查尿液的顏色，有無改變，也一直不停照鏡子，確認眼白的顏色是否變黃，懷疑黃疸指數是否又突然升高，腦海一直冒出各種猜忌。

就這樣撐到了清晨，急忙請家人幫忙照顧孩子，驚慌失措直奔和信醫院的急診室。

但所有檢查的報告結果都顯示：「身體功能一切正常，沒有異狀。」

各位讀者們一定不相信這檢查報告，因為連我也不信，醫生也覺得蹊蹺。

我們不解問醫生，「要如何解釋我的脹氣、嘔吐、發燒跟骨頭酸痛症狀？難道是打完化療的副作用？還是病毒引起的？」

醫生回答：「都不是，目前只能開些腸胃藥給妳，減緩目前身體的不適。」

我在急診室裡躺了幾個小時，確認身體沒有其他異狀後，就出院回家了。

檢查報告正常，內心雖然鬆了一口氣，卻更清楚明白，為什麼醫生檢查的結果無異狀，**因為我不是肉體生病，是想法有了問題，而導致肉體生病**。但到底是什麼想法讓我生病了，我一無所知。很困惑地問自己，跟著至青老師上了大半年的課，究竟是什麼還沒有想通，所以又病了？

這一次生病比上次更令我恐懼，因為問題不在肉體上，無藥可醫。即使吃了醫生開的腸胃藥，脹氣腹痛和骨頭發冷疼痛的症狀仍舊沒有好轉。這道連醫生無解的習題，似乎只有自己能解。

於是我就這麼全身無力地躺了一個月，這期間食欲低迷，身體時常發燒與反胃嘔吐，臉色蒼白，情緒低落。而這一次，沒有至青老師在身邊。

自二〇一八年五月出院後，再次大病，即使在化療階段，除了第一次化療身體有些微發燒外，十二次的化療順利到不可思議。甚至有幾次是打完化療的隔天，便出門旅遊。雖然也和其他病人一樣有掉髮、身體浮腫等化療後遺症，但大致上，我已經是一個非常幸運的病患。化療期間，吃得飽，睡得好，到處旅遊。

這突如其來的莫名病症，令我不知所措。除了不停思考，到底是哪一個環節沒有想通，到底是什麼想法還未承認外，我完全束手無策。

生病期間，心裡時常恐慌地臥病在床，莫名的憤怒丟向先生跟孩子，雖然對他們感到萬分抱歉，卻克制不住脾氣，

真正焦慮的不是又要面對死亡，是不能死的不明不白，不清不楚。

我要看見實相。

回想起至青老師出國前的那一堂課，自己在「情關」這個課題，似乎還未真實面對。接著想到前兩天，與老師和其他朋友一同晚餐，席間，老師請我與大家分享前世亞特蘭提斯與埃及的故事。

其中一位朋友聽完故事後對我說：「愛，就是妳這一世要重新面對的。」

當時似懂非懂地點頭，卻不知「愛」真正的涵義為何？此時老師又問了我同樣的問題：「妳當初為什麼要幫助王子呢？」

我依舊回答：「亞特蘭提斯的毀滅對我是很大的傷痛，內在有很深的被拋棄感，愛上王子是希望藉由兩個人的結合，重建亞特蘭提斯時期，生許多亞特蘭提斯寶寶，活回曾經安詳與輝煌的日子。」

老師只「嗯」了一聲，沒再說話。

第一個看見的前世：亞特蘭提斯

在接下來的章節，我會開始分享所看見的許多有關前世與今生的紀錄，而在這裡所提到的，參加吳至青老師六天工作坊時，曾經看見自己的前世，就是我第一個看見的前世，在亞特蘭提斯時期。（當時並不知道是亞特蘭提斯時期，之後與老師對談，

認為我看見的很有可能是亞特蘭提斯時代）。

那一世，我是一個小男孩，我們在一個神殿上學。神殿的四周有著類似古希臘建築的白色柱子。我們每天在神殿裡，學習如何運用自己的意念創造，有一些人可以運用自己的意念拿到物品，我與我的朋友們因為年紀比較小，每天做的練習只要將小物件浮在半空中即可，譬如：一個湯匙，離開地面。我非常頑皮搗蛋，常常打擾甚至破壞別人的練習，看見別人練習沒有成功，便捧腹大笑。

上課時，我的身邊坐著一個「小女孩」（在另一世埃及前世，她是很重要的一個人物），她是我非常好的朋友。我們有許多老師，稱為「長老」。

神殿的外面，住著和我們不太一樣的人，當時彷彿有戰爭，煙火瀰漫。神殿裡一位很照顧我的大哥哥，有一天突然背起他的背包，往外頭走去。我拉著他的背包說：「你不要走，外面很危險，你會變得跟他們一樣沉淪。」當時我並不知道口中的「他們」是誰？只知道「他們」和「我們」是不同的，也只知道在神殿裡面很安全，神殿外是危險的。後來才知悉，我口中的「他們」指的是當時亞特蘭提斯時期的「黑暗之子」，而「我們」稱為「光明之子」。（關於亞特蘭提斯，讀者們可參考關於艾德格．凱西的書）

在這個畫面之後，我聽見有人跟長老們報告：「上面的人說要關閉，來不及了，孩子們全部都送走。」之後是一片混亂，火山爆發、地震與大水，在一片哀嚎中，我們所住之地沉沒在海中央。之後，海平面恢復風平浪靜，彷彿這塊陸地與人民從來不曾存在過一樣。我與其他的孩子（無法確定當時的我是活著還是一個靈），全都獨立坐在一個類似透明的圓形玻璃太空艙離開，長老們並沒有走（也或許是我並沒有看見他們離開）。我望著空無一物的汪洋大海，止不住悲傷地哭，心像被撕裂般地痛，好恐懼、好孤單，覺得自己被拋棄，我看見我的好朋友們似乎什麼都不懂地坐在圓形玻璃艙內微笑著。最後的畫面，就是所有透明圓形玻璃艙飛往世界各個角落便結束。

這是第一次看見自己的前世，看著陸地與人民瞬間全部沉沒在海裡，那痛徹心扉的感覺至今都忘不了。這種傷痛，與我在第十一章所描述，看到樂母瑞亞人提到毀滅時的那種難以遏止的傷痛，依稀彷彿。

第二個看見的前世：埃及女祭司的墮落

這裡的第二個前世並不是指我活著的第二世，而是我看見自己的第二個前世。在這一世，我是擁有強大通靈能力的埃及女祭司，年紀輕輕約十八歲就擔任重要職位，我的工作是與神溝通並在重大儀式中宣布神的旨意，手下還教導著好幾位年幼的女祭司。當時似乎沒有自己的家人。在畫面中不曾看過家人，只知道自己很小就住在宮殿，培育成為女祭司。

幼時某天在宮殿的花園玩耍時，看見一位年幼的王子，我一眼便認出「他」就是當時在亞特蘭提斯時期，坐在身旁一同上課的小女孩，令人傷心的是他已全然不記得我。儘管如此，久別重逢的喜悅，讓我忘我並熱情地拉著初次見面的王子的手聊天，我非常感動能在此處遇見他。那天之後，我們便成了好朋友。

這位王子命運多舛，他的母后是法老王眾多妃子之一，王子與他的母后皆不被其他皇室成員重視，長期被冷眼對待。他唯一的朋友就是我，但這所謂「好朋友」卻在日後發展成不可告人的戀情。

成年後，我成為一位愛慕虛榮、自以為是、善妒、心狠手辣並與王子偷情的女祭司。每次約會時他都會帶著一朵粉紅色睡蓮，搖著小船，等在我的寢室旁邊的小河邊上，我們在尼羅河上划著小船約會，深深相愛著，至少我是這麼認為。

某天約會，王子嚴肅地對我說，他計劃要篡位，希望我能協助他，我只要在明天的儀式上（類似祈雨儀式）對著人民公告：「現今的國王是禍害，我們要換一位國王，災難才會結束。」計謀成功之後，他會立我為皇后。我不假思索就答應他，因為我太想和王子光明正大地在一起，如果只需要說個謊，我們就能正式在一起，並且我可以成為皇后，這不是太完美嗎？

只是我萬萬沒料到隔牆有耳，我們祕密的談話被我手下的年幼女祭司聽見，她立刻通知國王。在隔天的儀式中，國王按兵不動地聽完我的宣布後，便立刻派人將我抓起來，帶到皇室內廳私審。廳堂內，國王坐在最上面的王位，皇后、其他妃子、王子、公主全都站在兩側，包括與我計謀篡位的王子也站在其中。士兵用繩子捆綁我的上半身，雙手綁在身後，並命令我跪著。另一位士兵帶出所有為我工作的人，在我的左側站成一排。法老王語帶威脅，嚴厲地對我說：「說，是誰在背後指使妳？說出指使者，否則我會殺掉妳的親信，一個接一個，直到妳說實話為止。」我無助地望向王子，堅決閉口不語，心中卻暗自期盼他會主動說出實情並拯救我，但是他沒有，我痛苦憤怒地眼見親信一個接一個被殺，我仍舊拒絕吐露實情。當時我右邊站著一隻大鳥

（牠的樣貌類似老鷹，體型幾乎跟跪著的我相同高度，彷彿只有我能夠看見它，似乎不是真實地活在第三次元），我心痛地哭著望著它，極度害怕會失去它。

最終的畫面，我當場被處死，看見很多的毒蠍子在身旁（推測自己應是死於毒蠍子），深愛的王子始終沒有開口也沒有出手相救。臨死前我像發瘋似的憤怒，怨恨王子的無動於衷，恨計謀沒有成功，恨國王殺了親信，卻不曾反省過自己的所作所為，死前的最後一個念頭是，滿腹怨恨覺得自己被王子利用，由愛生恨，絕對不會原諒王子，我要報復。

死後才知道，原來我並不是王子唯一的愛人，也不是他篡位唯一的計劃，他還有很多的愛人，很多的計劃，也承諾每一個人在事成之後都能夠當上皇后。當時王子是始作俑者的實情並沒有被揭發，但他之後也未再有機會叛變，也未成功當上國王。

那一世，做為埃及女祭司死後，我的靈魂並沒有立刻離開，沒有肉體的我，帶著怨恨，成為鬼魂，身穿破爛的女祭司服裝，披頭散髮地坐在皇宮最外面的圍牆上，日以繼夜地盯著皇宮，詛咒王子不得好死與整個埃及早日滅亡衰敗。我並未在畫面中看見王子日後的下場，埃及也未因我的詛咒而沒落。最可悲的是我自己，悲憤交加地坐在圍牆上好幾百年，「恨」是支撐我最大的動力，每天數著日出與日落，看著黃沙滾滾，看著埃及改朝換代，中間曾有其他的高靈與天使來相勸，他們經常在我耳邊低語，勸我「放下」，其中有一位天使，沒有看見她的形象，只看見她像光一樣的存在，勸了我最久，某天，在我終於願意放下詛咒埃及的意念同時，我瞬間消失在坐了百年的圍牆上。

如果「愛」是我的課題，那麼我該如何去面對與成長呢？望著先生，重新反思現階段與先生這幾個月的相處情況，出院後對他的憤怒與抱怨雖減少了，卻仍經常發生，也許我最優先要面對的是夫妻關係。

我深受傳統「男主外、女主內」的觀念影響，因此我們生活中最容易起爭執和產生負面情緒的是「經濟」與「家事」；至青老師說過，我們每一個人要為自己的人生負責。與先生剪不斷理還亂的依附關係，立刻做了必須要劃分清楚的決定。

首先第一步，向先生提出「彼此經濟獨立」的想法，家庭所有支出，小至青菜蘿蔔，大至買房買車與孩子教育費用，今後一律平分支出；個人消費則由個人承擔；透過這個方式直到我學會經濟上不再有「依賴男人」的「想法」。先生也放下「凡事有老婆」處理的「態度」，彼此完全為「自己的經濟」負責任為止。

同時和先生協議，如果有任一方需要經濟上的協助，可提出討論但絕不輕易要求；而任一方都有權利答應和拒絕。我們要學習尊重對方的決定，避免情緒勒索。我們因婚姻結合成為一家人，同時我們也是兩個獨立的個體。我也意識到不能再花費心思和他人比誰的老公較好，誰更溫柔體貼，誰又在生日與情人節時送了什麼昂貴禮物。因為比較心態只會產生嫉妒和憤怒的情緒，對成長毫無幫助。

家事也協議分工合作。學習對家裡的環境負責任，不再由一人包辦，也不用藉口工作忙而無法顧及家裡的需求，最重要的是彼此要自動自發完成家事，不需要另一人的提醒。在此非常感謝先生的理解與全力支持。

意識到無條件的愛

當時正好是農曆年假，我和好朋友小靜（化名）一起到花蓮我爸爸的家過年。在那期間，我反常地變得特別多話，不停告訴小靜，什麼是真正的「愛」，同時也對小靜無法明白何謂真愛，感到失望和傷心。後來我發現自己連續三天帶著情緒講了相同的話，我問自己，為何如此急迫表達我的看法？為何一講再講？真的是想幫助並提升小靜的振動頻率，還是要說給自己聽？

至青老師總是告訴我們：「他人是我們內在的一面鏡子，我們只看得到自己想看到的和在意的。對他人的批判，其實是對自己的批判。」

就在我意識到不能帶著情緒去提升他人的當天下午，我和先生在客廳一起看電影，片中講述女主角無預警體驗到「無條件的愛」，在這個過程裡，她經驗到滿足、感恩與無法形容的美。

我忽然放聲大哭告訴先生：「我從來就不知道什麼是無條件的愛，我從沒擁有過，也不曾感受過！」

終於承認「我很匱乏」，從小就很想要被好好對待，一路尋求「真愛」，一直不解什麼是「真正的愛」？孩童時期，要爸媽與家人的愛；長大成人後，要朋友、先生與小孩的愛；在「要愛」的路上是一波三折與坎坷，因為始終得不到「我要的愛」。

從早到晚向小靜講不停何謂真愛，並在內心批判她的話語，原來都是自己需要聽的，她是我內心的一面鏡子，也是幫助我領悟的大貴人。

我好希望和電影的女主角一樣，體驗、擁有「無條件的愛」，到底要怎麼做，才會擁有？這個世界上又真的會有無條件的愛嗎？

此時，想起了至青老師，想起她無私不求回報地幫助我這個根本不熟識的學生，為我授課長達八個月，以及她歷經波瀾卻無限包容的人生故事激勵著我，也真實感受到她那無條件的愛。突然靈機一動，雖然不知道什麼是無條件的愛，但是我可以「給」，可以自己創造，藉由「無條件給予」，不求回報這個行為，不就幫自己創造了「經驗」與「擁有」無條件的愛嗎？

意識到能夠實踐無條件的愛，當天晚上興奮得無法入睡，真誠向上天祈願，「神啊！請祢幫助我吧！請讓我能夠利用剩餘的人生，學習到真正的愛。」

練習無條件給予

先生從認識我時就認為我有「皇后病」，在家就像太后般強勢，且時常命令使喚他。以前我絕對不會承認，而且會反駁我才是被使喚的那個人，但在開始實踐「給予」之後，清楚看見自己自私、無理與無時無刻可怕控制他人的一面。

向上天祈願要練習無條件給予的隔天早上，一醒來就看見地上有頭髮，當時因為身體病弱，慣性立刻要使喚老公來掃地，喊出「老」的那瞬間意識到，不是才發願要服務他人嗎？立即將第二個「公」字硬生生地吞下，說「沒事，道個早安」，並強迫自己立刻起床，拿掃把掃地。

平時先生是負責買早餐的人，在脫口而出「你準備早餐了沒」前緊急煞車，反而用自己不太習慣的溫柔口吻問先生：「請問你吃飽了嗎？需要為你準備早餐嗎？」

老公大概是驚訝過度，竟結巴地回答：「喔，妳要去買嗎？有……吃的就可以。」早餐過後又冒出要「老公洗碗」的念頭，看見家中寵物又冒出「老公遛狗了沒」，之後更是一連串的「老公這個做了嗎、那個做了沒」；天呀！就這樣發現自己一天到晚都在「叫」別人做事！我竟是如此依賴先生，難道自己不能身體力行嗎？此刻非常同情先生，原來我並不是一個好相處的人，也發現「給予」真難，習慣要改不是輕而易舉。

當天下午出現了一個絕佳「給予」的練習機會。那天有寒流還下雨，我最討厭在又濕又冷的天氣出門，但過兩天我們要到澳洲旅遊二週，必須開車回新店舊家附近，辦理退網路的手續。往常需要勞動跑腿的事務都是先生包辦，當時由於體弱，更順理成章讓先生承當家中所有大小事。

辦事地區路邊停車不易，我立馬義不容辭看著先生就說：「我下車去辦退租。」

先生錯愕地問：「妳確定嗎？」

我回覆：「沒問題。」

先生又說：「外面很冷下雨又刮風喔，妳身體都還沒有恢復，還是我去吧。」

我堅決地看著他說：「我一定要突破依賴你的慣性，相信自己是有力量的，不論多小的事，或外在環境條件如何差，只要有意願，就能夠做，我要去。」語畢，便拉開車門下車，堅定地走出去。

雖然走路到辦事處只有短短不到三分鐘的路程，卻是生平第一次感到內在有一股力量浮現，竟不覺得身體無力，風雨吹打在我的臉上，卻覺得有種未曾感受過的溫暖，從內而外散發出來將我緊緊環抱，沒有撐傘卻一點都不覺得濕冷，反而覺得滿足與喜悅。

申辦完網路退費後，先生要到附近的郵局寄東西。郵局門口更難停車，看著先生苦思停車問題，意識到這又是一個絕佳服務他人的機會。

「交給我來辦吧！」

先生雖有疑慮但面露欣喜說：「妳去當然是最好，但擔心妳會累，掛號也有點複雜，妳可以嗎？」

我回覆：「你教我吧，肯定學得會。」

從那天起，為了讓自己能夠徹底實踐「無條件給予」，**我跟自己的大腦唱反調，凡事不想做的，選擇做！令我討厭不舒服的，做得更快！特別是要跑腿走路的事情，一定第一個舉手，因為我最懶得走路和出門幫他人辦事。**

我開始為身邊每一個人服務，包括不認識的人，從日常生活中最小最不起眼的事做起，如此才能知道自己是否真的由內而外改變了。例如：排隊時不爭先恐後，禮讓別人，自己排在後；在公車或捷運上，讓位給他人（不論男女老少）；以前最不愛的洗碗跟倒垃圾，現在搶著做。練習不到兩天，**奇蹟又出現了！**體力竟然迅速恢復，胃痛、脹氣、骨頭發冷酸痛的症狀也趨緩。原本還擔心澳洲旅遊可能無法成行，兩天後如期出發，每天在澳洲幾乎都走超過一萬步，健步如飛；食欲也恢復正常，只有過多。

如今想來，真是不可思議，到底病是如何在這麼短的時間好的呢？當時的我並沒有答案。

「練習給予」的過程中，一度曾經心灰，正所謂「江山易改，本性難移」，在一個小事件中看見自己強大的慣性難以改變，理解到羅馬城不是一天建成的道理。

在澳洲旅遊的某一天，我們在黃金海岸附近一家小有名氣的自助海鮮店用餐。這家店的用餐方式是先選好想要的食材，排隊結帳拿號碼牌後，店家就會現作餐點，等候叫號便可取餐。

當時正在練習「給予」的我，當仁不讓地請大家先找位置坐好，自己就像個領隊，忙進忙出，確定大家的餐點後，就去排隊結帳等餐。熱騰騰的炸魚、烤蝦與炸薯條等新鮮的菜輪番上桌後，飢腸轆轆的我已迫不及待要大快朵頤，正伸出手要拿取美味薯條犒賞自己的辛勞時，聽見姊夫和侄子說：「蝦真甜，好好吃，剛剛點的太少了。」

我立刻問，「還要嗎？我去加點。」收回舉在半空中的手就起身又去點餐。再次回坐要用餐時，聽見服務生廣播我們的取餐號碼，馬上再度起身取餐；好不容易三度坐下來，心想這下我總算可以吃飯了吧，好餓呀，又聽見他們說：「鮭魚怎麼這麼好吃，有點不太夠，一下就吃完了。」因為疲累加上飢餓，瞬間生氣地說：「你們可不可以一次點完，我到現在都還沒有吃，為『你們』跑來跑去，薯條都冷了，我最討厭吃冷的食物。」一說完話，罪惡感立刻升起，嘆口氣地想，要是至青老師在此，她會在意薯條是冷還是熱的嗎？她會在意自己餓，看著別人用餐自己卻來回奔波服務嗎？她會像我一樣「擔心」別人不留飯菜給自己嗎？我想她不會（練習無條件的給予期間，我總是以至青老師為榜樣學習），隨即抱歉地對他們說，「沒事，我去去就回。」

在排隊等餐時，反省了自己剛才的行為，**原來又累又餓的時候，人的習性會原形畢露**，到此刻所做的一切練習，觀念仍認為是在為他人做事，根本上是在替自己成長做練習，是為了經驗無條件的愛。

挫敗地深呼吸了一口氣後告訴自己，沒關係，再接再厲，至少現在知道了一個重點，**忍受力最低的時刻便是最佳的成長時機，下回無論多累、多餓，都要堅毅不拔地貫徹始終給予的練習**。

夫妻關係的改變

透過「無條件給予」的練習才慢慢意識到，原來曾經錯認為的「真愛」，是他人要無條件為我付出，透過「照顧」，才能真正感受到愛，對方「服務我、夠勤勞、體貼」，就是真愛，只要不符合這個標準，就是不愛我，我對愛的認知不但無知、錯誤還膚淺又自私。

宇宙就是如此公平又公正，一定會給我們最合適，最能幫助自己提升的人來到生命中。先生恰好不是主動體貼照顧人的那型（我曾經的誤會），曾經因為自己許多錯誤的觀念與對婚姻的幻想，引發了我們之間很多的爭吵、誤會與衝突。其實先生很體貼，只是因為我的匱乏與自私而未曾看見與感謝他的好。

我莫名生病的那個月，過年期間的某天，大家一同用晚餐，我與外子熱烈討論誰是家裡最勤勞的人，我不假思索地就說：「當然是我。」先生反駁說請爸爸來評評理，沒想到爸爸出乎意料簡短回答：「羅。」（先生的名字）。

我壓根沒有料想到，爸爸認為勤勞的人不是我。我雖然有意見，但基於對爸爸的了解與信任，不禁開始反思，難道這是真的嗎？我自認為對家庭付出很多、也特別辛苦，沒想到在其他人眼裡看來卻不是如此，我誤會什麼嗎？這個答案在練習給予之後，清晰而見。

我是主動發號施令型的人，先生是被動聽命付出型的人，平時個性溫厚，時常默默忍受很多不合理的要求，配合度高，但是，我不說、他不做，鮮少「主動」為這個家庭做任何安排與計劃。生活中所有大小事，小至家人聚餐、年節送禮、旅遊，大至孩子的教育與居住環境地點，也幾乎全都由我一人計劃，正是因此，我誤認為自己才是辛勞付出的那位，經年累月不停抱怨他不夠主動，也不夠為他人著想。

在開始練習給予後，我終於安靜不再抱怨，雖然很想使喚與命令先生，但都堅守住自己的練習。而宇宙就是這麼奇妙，在不要對方主動做任何事時，先生竟開始變得主動體貼。

練習給予將近一個月後，某天獨自帶著女兒要從台北搭火車回花蓮探望父親。我們要搭乘上午九點半的火車，九點就要到車站，往常一定會請先生上班時順路送我們去車站，但是我沒有開口，只提早幾天輕描淡寫地告訴先生，何時會帶孩子回娘家，無論多麼想開口請求，都忍住不問。偶爾會想到自己一個人帶著孩子，有行李又有推車的辛苦，禁不住嘆了一口氣，想拜託先生但又立即提醒自己不行；有時又想，從住家走到捷運站搭車，孩子如果動作太慢，來不及搭上火車怎麼辦，又立刻告訴自己，不要胡思亂想，有問題就尋求解決辦法；也可直接搭計程車去火車站。（當一個人不想做的時候，什麼都可以成為理由。）

不論如何，一定要靠自己的力量解決可能的「困難」，也不允許自己找任何藉口請求他人的協助。時時刻刻提醒自己，現在只練習給予，直到意識與行為上成為一個完全為自己生命負責的人。

也就是說，練習會持續到在日常生活上，不再認定他人有需要協助的必要性。要如何檢視自己達到此意識狀態，便是藉由自己的態度與情緒取決。例如：假設請先生開車送我們到車站，他拒絕，我因此生氣覺得他自私，不為我們母女著想，就沒有為自己負責，因為回娘家是我的事，要帶女兒一起回去也是我的決定，生女兒也是經過我的同意，本身就要為照顧孩子負起全責。如果先生剛好是一個不負責任的爸爸或丈夫，這也是他的人生，他必須為自己的行為負全責，而我不介入，也不批判，更不動怒，才是為自己負責任。在適當的時候，提醒他做爸爸有養兒育女的責任，做丈夫有丈夫的責任。但是在自己能夠做到保持平常心提醒他之前，要能夠先做到冷靜不批判他的行為，否則就只是抱怨，必定適得其反。

這是至青老師課堂中提到，也是上課後自己理解的，何謂「完全為自己的人生負責」，特別是與家人的互動，同時也包括日常生活中相處的任何人。在這裡特別指出家人，是因為平時我們花最多的時間與家人相處，也特別在意他們的反應與回饋。

就在出發的當天早上，幾乎從未主動說要幫忙的先生竟突然問：「要不要開車送妳們去火車站？」頓時不知如何反應，心想，天空下紅雨了嗎？內心雖非常高興，想立刻答應卻保持冷靜真誠地說：「謝謝你，沒有關係，我們搭計程車就可以，不要耽誤你上班的時間。」過往先生聽到此回覆，通常會立刻回「好」，但這一次他竟堅持要送我們，直說不麻煩，且認為早點出門會提早到公司更好。反覆確認兩次不會造成他的困擾之後，便欣喜答應了。

又另一次回到娘家正好中午用餐時間，父親急忙招呼我們吃飯，就忘了傳訊息告知先生，已安全抵達花蓮。意外的是，先生記得我們抵達的時間，傳簡訊詢問是否抵達，簡訊未被讀取，他擔心的連打了幾通電話，但我直到用完餐後才發現未讀訊息與未接來電。這看似平常的小事，對他可不尋常，因他一進公司就忙得昏天暗地，不知今夕是何夕。從前我也時常抱怨他只關心工作，如今他像變了一個人似的，開始主動關心、提意見，為家裡的事情做決定。**在我決定不再要求他人為我做事之後，先生轉變成為我內心一直希望他成為的人，主動又體貼。**

雖說這不是我練習給予的主要目的，但先生的改變，著實令我驚訝，原來我時常錯怪與誤會先生，此時更理解要改變他人之前要先改變自己的道理。生活中很多的誤會與摩擦，常常不是他人的問題，甚至可以說完全是自己的問題，因為對方不符合自己想法上的認知，我也不理解自己觀念的偏差，一味要求對方配合而造成太多的衝突與誤會。

危機就是轉機？

在練習無條件給予之時，並無意識到為何身體狀況會變好。至青老師知道這個練習後也只是說一聲「太棒了」，並沒有其他解釋。

過了近九個月之後，她才告訴我，一月初她要離開台灣去美國前，最後一次問我如何看待埃及前世的事件，聽完回覆後，她心想「這個孩子大概活不久了」，只是她沒有說出口。直到三月，她回到台灣，才知道這一個多月來我所做的練習與生病的經過，為何她有如此想法，全是因為當時我還沒有理解前世故事對應今世的關係，直到開始做給予練習，我還是一知半解，所以在練習將近一個半月後，迎來了出院後第二次危機，我又莫名的生病了。

兩年多後，我重新回去看這段練習經驗，藉由上課，我更理解了許多人與人之間的關係，無論是夫妻關係或家人關係，都與前世因緣大有關聯。如果有些是來報恩的，婚姻或家人關係可能會相處的比較好；如果是報仇的，就有可能無法好好相處（就像媽媽與我的例子）；由於自己看懂這其中的關係，對於他人所擁有的一切，便大大降低了自己的羨慕之心。

換句話說，也因為我理解與懂得越多，我越明白每一個人一生中的環境和條件，可能與每個人的人生目的有關，例如說：富裕的人，他的人生目的很有可能是來還債的，也可能因為他前世很熱心助人。而宇宙的慈悲就是，絕對會讓你有能力去償還，當有一天你需要償還的對象不在了，也許就不再需要這麼多的金錢。

就我個人而言，我猜測是因為自己不懂什麼是真正的「愛與感激」，所以投生在我要報復的家庭，也就是說，可能此生會選擇「我的媽媽」是和我的人生目的有關，因為我要藉由「她」學習到真正的「愛」，藉由「愛」去平衡「恨」的能量。而最好的學習方式，就是去愛與感激一位我「認為」的敵人，也因此我更尊重每一個生命的存在，漸漸的，羨慕與嫉妒他人之心便不再起，因為我們每一個人都有著不同的人生目的。

4-2 第二次危機：增進理解，從錯誤中學習與懺悔

在課堂上聽過我分享故事或認識我的人，可能會認為我從二〇一八年五月出院之後，個人在靈性上的成長是大躍進，是的，過去這一年（直到二〇一九年三月底），我確實學到許多前所未聞的寶貴知識，而這些知識對我是何其重要，直到現在，我還在努力學習，但內心深處卻一直有一個聲音告訴我「還沒有」，還沒有什麼呢？

我捫心自問：「自己真的徹底改變與成長了嗎？」答案竟然是，「還沒有！」

雖然比出院前成長些，透過知識與學習，自身的情緒因理解而愈趨平穩，但內在卻還未真正平靜；我並不知道原因，只知道自己想要「有目共睹」的蛻變，清楚明白自己不是為了尋求認同感，也不是要與他人比較，真正要的是能夠肯定自己。

二〇一九年一月，初聽見小賢（化名）告訴我，至青老師受邀到廈門講「生命的藝術：中陰聞教救渡大法」，這是為期三天的課程。

我問小賢：「老師在廈門講課時，有可能會提到我嗎？」會如此提問，是因至青老師在台灣講課的時候曾一再強調，她是因為我才教這門課。

如果老師講課時會提及我，那麼我希望自己也能夠到現場，親自分享我在醫院的經歷，此外我也極度渴望再聽一次老師的課。於是跟隨著至青老師一起到了廈門，之後也跟著老師到廣州，她講課，我聽課；沒想到這短暫的十天旅行，是我內在大成長的轉捩點。

廈門上課期間，有一些學員問我：「該怎麼面對與接受與爸爸媽媽的關係不好？」到了廣州，其他學員也問了至青老師同樣的問題，只短短一週內反覆聽見各地學員問類似的問題，促使我思考與父母之間的關係。其中，最害怕也最想知道的是，我與母親之間的關係，這個故事直到在廣州的課程才「看見重點」，而真正放下與理解前世今生的奧秘（細節請參閱本書第六章）卻是在撰寫此書的同時。

在廣州時，意識到自己自埃及那一世（前世）之後就「滿腹怨恨」，恨意還一直持續到今天，且不只是針對「埃及王子的背叛」，只要人生不順，不合我意，對「他人」一樣無法原諒，內心有恨意。也許讀者們會認為，前世的「叔叔和王子」做了如此過分的事，不原諒他們，懷恨在心是正常的，但其實我們可以有「選擇」，有許多心懷慈悲的人無論遭遇多麼悲慘的對待，多刻苦的人生，也都能正向迎對。反觀自己，歷經了這麼多世，每一次的選擇都是「憤怒與報仇」，從來不曾選擇過「面對與接受」。

我錯了，我真的錯了！我真心懺悔，對每一個從身上發出的「恨」感到抱歉，恨意不但傷害了自己，也傷害了他人，甚至還污染了整個地球，後悔沒有及早想通。

在我痛苦懺悔的過程中，胃再度嚴重脹氣、骨頭發冷、全身酸痛，身心俱疲，一度想求救住在飯店隔壁房間的至青老師，但是我沒有，我想要靠自己的力量站起來，不再依賴他人，於是我對自己發了另一個願，開始了第二個練習，此後，不管他人對我做什麼，都要「無條件接受」。

「無條件接受」並不是「盲目」的接受所有，而是在練習的同時「**觀看自己的每一個起心動念，培養覺察的意識」**，並特別注意平時哪些事特別容易引起自己的憤怒（小憤怒與大憤怒一視同仁）。

動氣的同時，問自己到底是為了什麼而氣？

需要繼續生氣嗎？還是有更好的解決方式？

或許對方沒有達到我的要求，但對方有必要達到我的要求嗎？

也或許是對方沒有為我著想，但對方有為我著想的必要嗎？

也或許是對方自私又自利，難道不能自私又自利嗎？這是別人的人生，我有權利干涉嗎？

在練習之路上，一步一步，逐漸拆解原來舊有錯誤的認知。直到此刻，我都還在做練習，也才明白，其實我對自己很不熟悉，如果連自己都不了解自己，又怎麼能夠期盼別人了解我呢！

練習無條件接受

第一個練習經驗，意外發現自己時常誤會他人。

一個熱水瓶的小事件，讓我意識到自己多麼且經常的誤會先生。因為教書的關係，我習慣喝溫熱的水保護喉嚨，特別是冬天，飲水更多。某天上課前半小時，走進廚房看見熱水瓶的插頭被拔掉了，熱水也已變成溫涼的水，怒氣瞬間便起（原來我很易怒），轉身就指責先生：「是你拔掉插頭的嗎？你難道不知道我習慣喝熱水……」

還沒說完話，就警覺到自己又因不合己意，慣性地指責他人，立即深呼吸一口氣，冷靜地在心裡默念「無條件的接受、無條件的接受、無條件的接受」，然後對先生說：「對不起，喜歡喝熱水是我的事，現在沒有熱水而心情不好，也是我的事，想喝熱水應該自己去煮，不是你的責任。」

先生的神情從緊張變緩和，他吐了一大口氣後，放鬆地說：「妳剛剛彷彿射出了一支無形的利箭，箭射出一半便斷落在地，嚇死我了，以為妳要責怪我又做錯事。」

我更感到抱歉，認真嚴肅說：「以後我不會再指責你沒『為我著想』，我為過去的行為真心道歉，此後我會為自己人生負責，生命中所有一切發生都是我的責任，我會練習接受厭惡之事，你做你自己就可以了。」

先生竟感動的說謝謝。

「請問你是特意將水放涼，好讓全家人都有開水喝嗎？」

他回答：「是啊。」

我訝異自己竟然沒有發現這是一種體貼，他主動拔掉插頭是想讓水變涼，方便大家有飲用水，也驚覺自己彷彿從未了解過真正的他，一直活在自己「想要」的假象裡，總是看見他的不足。

藉此也開始反思自己，是否常常誤會他人，而不自知嗎？是不是看不見別人對我的好？

總抱怨沒有人真心為我著想，我都是獨自計劃與安排很多事，難道這一切是我的誤會嗎？是自己將關心我的人拒千里之外嗎？

第二個練習經驗，冷靜地面對。

結束課程，從廣州回到台灣的那個週末，一向溫文儒雅，從認識至今幾乎未曾對我發過脾氣的先生，連續兩天對我生氣怒吼。二姐的兒子恰好來到我們家度週末，見證了這次事件。

週六晚間，先生與我在談事情時，因為沒有聽見答覆，連續問了兩次他剛才說了什麼。先生非常不耐煩的回答：「我剛剛已經說過了，到底是要說幾遍！妳聽不懂我說的話嗎？」

對於先生熊熊的怒火毫無防備，雖然詫異他莫名其妙的發火，但我更詫異自己竟然沒有回嘴，也沒有動氣，而是冷靜看著他說：「抱歉，我真的沒有聽清楚，可以請你再說一次嗎？」

等先生情緒緩和下來，我問：「你剛剛說話，語中帶箭，怎麼了嗎？」

侄子在一旁也跟著說：「對啊，姨丈，你剛說話真的好像有一把箭射出來，害我好緊張！」

先生這才意識到自己在生氣，他抱歉地說，「可能這陣子工作太多，太焦慮了，今天是週末，我還得加班。」

夫妻一言不合就吵起來的類似場景，可能發生在任何人家中，在我們的家中更是常態，往常的我，一定會回話爭執，或是生氣冷戰。像這次如此冷靜，還反過來關心對方，倒是頭一遭，我非常訝異自己當下沒有過多情緒的反應，並冒出的第一個想法是關心先生。

隔天下午，我們外出用餐。到了泰式餐廳，先生將車停在路邊，我打開車門先下車，站在路旁等待女兒穿鞋。女兒才三歲，動作自然很慢，太陽又大又烈，我告訴先生與侄子，「我先走到騎樓遮陰處等，等女兒穿好鞋，請侄子帶她一起下車。」就關上車門。

過了一會兒，只見侄子下車，不見女兒隨行。

姪子：「姨丈說他帶她去停車，再一起走過來。」

我心裡納悶，請侄子再去和先生確認一次，怕他聽錯了，天氣這麼熱，停車場有點遠，女兒應該無法走久。

侄子再回來後，說，「姨丈正在生氣！」

我困惑地快速走向車子，想要了解怎麼一回事，就在打開車門的瞬間，先生對著我與女兒咆哮：「你們到底是在做什麼？車門開開關關的很危險，我要開車了，妳又來開門？到底要做什麼？」

我第一次見先生這麼憤怒，瞬間嚇住，也很恐懼，但伴隨而來是更多的憤怒，我深吸了一口氣，冷靜說：「我先帶女兒下車，你停好車再來找我們。女兒到現在都還沒穿好鞋子。」

我想著是不是女兒動作太慢惹他生氣了，沒想到先生更怒地說：「你們要下車就動作快一點！」

我帶女兒下車後，發現侄子滿臉恐懼，他說：「我不知道原來姨丈會生氣，而且是如此憤怒。」

我連忙安慰他和女兒說：「沒關係，你們不用害怕，我們也不需要譴責他。你們要記住，他是心地非常善良的人，他現在肯定已經對剛才的態度非常後悔，當一個人已經在經歷抱歉與罪惡感的同時，就已經在受苦了，我們不需要因為莫名其妙的冤枉挨罵，就不理不睬或是和他吵架。我們先坐下來吃飯。」

當時聽見自己說出來的話，都覺得不可思議，我怎麼會說出這麼有同理心的話，其實我一度也覺得冤枉與氣憤，但我冷靜的做了一個選擇「如實的接受」，而不是做出任何情緒上的反應。

有些人可能就會問我，這樣難道不算壓抑嗎？事實是，當我們能夠理解對方處境的時候，任何的情緒都有可能會迎刃而解，取而代之的就是同理心。因為理解對方為何憤怒，自己就從受害者心態情結跳了出來，清楚明白對方生氣是他的事，和他「愛不愛我」或「我好不好」毫無關係。既然沒有關係，便不會受傷；既然不會受傷，就能夠勇敢、理性、冷靜地表達自己的想法，既然能夠表達自然不會壓抑。

再回到午餐事件中，果不其然，先生來到餐廳後一臉凝重坐下來，一語不發地吃飯，約莫過了十分鐘後，先生說明剛才為何生氣，原來先前在交流道時，差點與他人的車子碰撞，導致對方不停對他按喇吧，這過程引起他的恐慌；後來我們又反覆開關車門，加深了他恐懼，才令他憤怒不已。

我們也就這事討論並約定，從今而後只要開車門，先敲車門三下，讓他知道我們要開門了，便不會因此受到驚嚇而不安，自然也不會再因此而憤怒。

很多的時候憤怒只是一種防禦的模式，就像許多生物的自然本能，只要感覺生命受到威脅，便張揚舞爪要保護自己。先生也向我們三人道歉，他在去停車的路上也反省了，認為自己要學會情緒管理，也非常感謝我們沒有對他生氣和包容，事情就此落幕。

後來先生也做了很多觀察自己內心的功課，現在對於我們突如其來或無預警的開車門，已經不會慌張與恐懼了。

第三個練習經驗，夫妻關係的改變。

我在二〇一八年病危之前，我和先生每個月都會開一次家庭會議，來表達彼此對最近相處狀況的想法，這是我們協調與溝通的一個方式。自我生病出院後，已快一年沒有開過家庭會議了。

在默默練習「無條件接受」約兩三周後，某天傍晚，我們在車上聊到彼此最近的改變，快到餐廳時，先生突然問：「請問我最近有沒有需要改進的？有哪些事，我沒做好？」

對先生突如其來的問句，我嚇了一跳，連忙心虛回答：「沒有。你做的每一件事都很好，我哪有什麼資格評斷，如果有看不慣的，那是我的問題，我會認真的觀看這個想法，並自己改進。你什麼都不用做，只要做你自己就可以了。」

隨後又補充說：「嚴格說起來，如果真有什麼要挑剔，就是用餐完能立刻洗碗，不要等到隔天（家事的分配，洗碗是先生負責的部分），但也沒有問題，如果我看不慣而因此心情不好，我就自己去洗，心情不好也是我的責任，與你毫無關係，你不需要按照我的標準過生活。」

先生停好車後，轉頭用溫柔感動的眼神看著我說：「老婆，長久以來，這是我第一次覺得妳真心愛我，如實愛我這個人的存在，只是因為我是我。謝謝妳。」

我沒有想到，原來真正的愛，就在練習無條件給予與無條件接受其中；也沒有料到，先生會這麼感動。所有的練習都是為了自己能夠經驗「無條件的愛」，先生的回應已令我非常感動，他接下來說的話，更是令我感動萬分。

他說：「我也要像妳一樣練習無條件的愛，從今開始，我要練習主動給予，能夠給予，真是一件幸福的事。」

從那天起，我們各自練習回歸自己的角色，儘可能地為自己的人生負責任。我們既是一個團隊，也是一個獨立的個體。我們練習分工合作，也練習獨立完成。當然我們只是凡人，練習的過程中免不了風風浪浪，但我們的目標非常明確，即是「練習無條件的愛，完全為自己的人生負責！」

內在改變的轉捩點

大家肯定很好奇，為什麼廣州行是我人生也是靈魂成長的轉捩點，其實我自己本來也不理解，只清楚知道從廣州回來之後，整個人都不一樣了，但又說不出確切的改變。先生也強烈感受到我的改變，但到底是什麼原因呢？談到這，一定要提起在紐西蘭遇見的毛利人與樂母瑞亞人，因為他們的出現與提升，而讓我真正領悟到人若要成長，必定要先「懺悔」！（請參閱本書第十一章）

在此我要非常羞愧的承認，我的領悟力並不高，總在事情過了許久以後才領悟。所以長久以來，並不知道前世的故事對我有什麼意義，可以說是在寫此書的同時，才開始真正明白與理解這些故事背後代表的涵義。不論我們看過多少個前世，只要沒有意識到我們反覆在做同一件錯事，學習同一個課題，有著同樣的人生，甚至可能是更糟人生，也就是如果我們不理解「做錯了」，並且「真心懺悔」，而後「努力修正」，就算看了一千個前世也枉然，但常常最難的就是「懺悔與修正」。

俗話說「人非聖賢，孰能無過」，聖人也曾經是個凡人，和我們一樣，會做錯很多事，但聖人比我們更早及時明白錯誤之處，比我們更早修正，也比我們更早提升。

至青老師說：「我們做人就是來犯錯與學習。學習什麼呢？學習修正過去錯誤的觀念。」

這是我出院後逐步理解的，而開始做練習，所有的練習都只是為了一個目的：**修正自己過去錯誤的觀念，而且是累世積習許久的錯誤觀念。**

但我直到做了第二個練習，才開始真正的成長，因為我才開始「懺悔」並意識到，原來我一直以來都錯了，錯的太離譜，選擇用「恨」來面對我的人生，就是一大錯誤，但**我更大的錯是不承認自己有恨。**

一個人要成長，要改過，一定要知道並且承認自己的錯，否則就是假懺悔，不可能有所成長與改變。身為學生的時候，我們都知道如果要避免同類型的題目一再答錯，首先必須要知道錯誤，並從中重新學習，下次考試時才不會重蹈覆轍。我們做人也是一樣的，無論重新輪迴多少世，只要不知道自己錯在哪，就不會懂，不懂就不會成長。

至青老師說，「懺悔絕對不是嘴上說說，一定要身體力行的修正，才是真正的懺悔。『不知悔改』就是人類輪迴一世又一世，變得愈來愈愚痴之因。」

因廣州之行才開始懺悔的我，其實還不知道自己真正錯在哪，也就是說我並沒有真正面對與母親的關係，只知道自己由內而外有些不同了，但卻還不明白真正原因。

於是，很快的，在練習無條件給予與接受幾個月之後，我又面臨了第三次危機！

43 第三次危機：正視自己的嫉妒心與我慢心態

嫉妒心

二〇一九年八月，我跟隨至青老師參加為期三天的生命藝術課程，主辦單位的小真（化名）專程到機場接機。我們一走出海關，小真立刻上前擁抱老師，並送上一大束美麗的花給老師。之後開車送我們到飯店，在車上，她問候老師與我們的近況，說明上課的流程，又好客地介紹當地有名的景點與道地小吃。

抵達飯店後，我們先陪同老師到她的房間，一開房門便見到主辦單位細心為老師的房間布置了許多美麗的花朵，還特別準備了古典花瓶，讓花更顯得柔美。即使只是短暫幾天，主辦單位也希望老師能因花而擁有美麗的好心情。這令我好生羨慕老師受到的禮遇，頓時心裡出現了一個期待，也許主辦單位在我的房間也布置了花。

我一直很喜歡花，無論生日或情人節，先生要送我禮物或花，我的首選永遠都是花。一踏入我的房間，迅速左右張望，發現沒有花時，心中不免有些許失落，但我很快就整理好心情，若無其事地和大家外出用餐。

連續三天的課程，每天下課時，主辦單位都會送一束他們親手包裝的花給老師，以表達感謝。我雖然很高興他們對老師的熱情，但第一天下課，忍不住生氣地想：「我也大老遠來到此與大家分享我的生命故事，難道我不重要嗎？我也值得被感謝吧！主辦單位難道不用送我花嗎？他們怎麼可以忽略我的存在。」但是我不敢表達心聲，也不敢讓其他人發現我的心思，除了小安。

第一天課程結束後那晚，我與小安在房裡聊天。我問：「妳會不會在意沒有收到主辦單位送的花？」

小安回覆：「不會。」

其實，我一點也不在意小安有沒有收到花，自私的我只在意自己有沒有收到花，只是基於禮貌才問她。「我很在意他們只送老師花，但卻沒有送我們（雖然我嘴上說的是我們，實際上我想的只有我自己），我真的非常在意這件事，但是我不懂自己為什麼如此在意！」

那天晚上我帶著困惑與憤怒的心情入睡。

第二天下課後，主辦單位再度送花束給老師，感謝她授課的辛勞。此時我變得更生氣，也更困惑。

我到底怎麼了？不過就是一束花，值得我這麼生氣嗎？

當天晚上，我在睡前很快就做出一個決定，如果我分享生命故事的目的，是為了得到他人對我的感謝與尊重，那就大錯特錯了。自出院以來，參加至青老師課程的目的，應該是單純分享，不該帶有個人目的。所以從此刻開始，我願沒有任何學員會記得並感謝我的分享，不輕易讓他人請客、吃飯與收禮，絕對不能因為自己的角色，而佔學員的便宜。因為當我持有這些想法的時候，就不是在「練習無條件的愛」，而是在「賺取名利」，而這完全與成長是背道而馳，這些想法只會降低我的振動頻率。

而宇宙最妙之處就是，每當我一轉念，所想的立刻就來到我面前。第三天，才剛開始上課，小真就對我說：「葛瑞絲，妳如果喜歡花，可以帶一些回房間擺放，自己拿，不用客氣。」

讀者們能想見我當時的心情嗎？五味雜陳，錯綜複雜，流露著不自然的微笑，不知所措並尷尬地回覆：「喔，好，謝謝。」然後就回到我的座位，專心聽課。

但下課後，我雖然非常想拿花，但沒有拿。我告訴自己：「如果我拿了花，就輸了，輸給貪名貪利的自己，為了提升自己的振動頻率，絕對不能拿花。」很久之前，曾經在某個心靈課程上聽過這麼一句話：「人最大的敵人就是自己。」在那個當下，我完全同意。

在寫這段事件時，先生問我：「為什麼妳對花有這麼強烈的情緒反應呢？」「因為『我要』的貪念與欲望讓我產生強烈的嫉妒比較心。」

在此也非常感謝當地主辦單位，讓我藉由「花」察覺到自己強烈的嫉妒心，看見內在貪戀名與利的自己。課程結束後的隔幾天，我們就出發到印度，我的嫉妒心在此大爆發，因而面臨了我首次出院後的第三次危機！

再度生病

「無條件接受」與「選擇不恨」這二個課題，對我而言難如登天。

二〇一九年九月，我和朋友與至青老師一起到印度接受為期三週的阿育吠陀療程。這趟印度之旅，讓我第一次真實的面對「原有觀念裡認為的羞辱與憤怒」。

與至青老師密集相處的這段日子裡，不知為何總覺得老師對我說話特別嚴厲，也特別刺耳；認為她對我說的每一句話都有貶低或羞辱的意味。

到達印度第一週，雨季還未結束，每天都是傾盆大雨，行走之路因大水形成一條一條的小河流，水覆蓋到腳踝上，大傘也完全無法抵擋雨水；每天全身淋濕狼狽，卻時常沒有熱水洗澡；房間潮濕，空氣品質不好，隨身行李與物品幾乎都發霉，也沒有穩定的網路訊號可與外界聯繫。最困難的是印度式英文，瑜珈老師的英文對我完全是瞎子摸象，亂猜一通，只能看旁邊同學的動作來跟上課程，與治療師的溝通也障礙重重，猜測半天她的語意，仍然不懂她要表達什麼，她也聽不懂我的英文。儘管諸多不順，我也慢慢在聽不懂、猜測意思與模仿同學動作間，找到了一個讓自己適應印度生活的平衡。

第一週，我的心情還是滿足愉悅的。每日上午與下午各做一個身體療程，傍晚時分上瑜伽課程，少了電子產品的使用，多了在閒暇飯後和老師與朋友散步聊天的機會。不記得已經有多久不曾有如此愜意的生活。

第二週，身體開始有了一些變化，我的右肩與前胸長了類似濕疹的小紅點。一開始是幾條抓痕，起初以為是自己無意間抓傷的，兩天後，紅點範圍開始擴大，連後背、右手臂上方與腋下也開始冒出很明顯的紅點。我想可能是因為環境潮濕而引起的濕疹，在台灣時也容易因潮濕引起濕疹，所以並沒有放在心上。

又過兩天，濕疹的範圍不斷擴大，並感覺到疼痛，我才發覺有些異常，便去訊問治療中心的阿育吠陀醫師。他說：「大概跟環境不乾淨或潮濕的霉菌有關係，先觀察幾天，暫時還不需要用藥。」

心理層面上，內心是莫名的愈來愈憤怒。至青老師對我說的每一句話都好刺耳，總覺得老師一直在否定我的想法。某天的午茶時間，只有老師與我兩人，我們談論稍早之前，我與一位學習阿育吠陀的朋友的對話內容。

我問朋友：「阿育吠陀什麼都能治，是嗎？」

朋友回覆：「當然，什麼都有解。」

至青老師對我說：「妳會問出這句話，也許是因為妳的『振動頻率』不夠高吧。」

我立即羞紅了臉，想要為自己辯解卻膽怯，腦袋因恐懼無法正常運作思考，胸口有窒息感，彷彿有人掐著我的脖子令我無法呼吸，腳底發涼，下半身凍結般動彈不得，表面卻又故作鎮靜，內心其實是惱羞成怒，感覺自己被老師否定且狠狠打了兩大巴掌，臉上無光。

至青老師接著說：「世界上根本沒有任何一種療癒方法是萬靈丹，即使是肉體上的疾病也無解。每一種療癒都想提供一個萬靈丹，治百病，甚至治萬病，但現在很多學習阿育吠陀的人根本不知道，人會生病不僅僅只是肉體出問題，他們根本不了解人除了肉體以外，還有其他的身體。」

午茶結束後，我一聲不響地回到自己房間。

我悻悻然對同房的友人說：「老師一點都不理解我，她太主觀了。」然後開始長篇大論地批評老師，想要拉攏友人同意我的論點，支持我；同時又提醒自己要壓低音量，怕讓隔壁房間的老師聽見自己在背後議論她；此刻突然心生困惑地問自己：

為什麼這些話不能當著老師的面說？

為什麼不能安心的在老師面前表達自己的想法？

我這麼害怕被老師羞辱嗎？

難道我不信任老師嗎？

當下沒有答案，但決定放手試一試，在心裡堅定發誓，下一次不論多麼害怕，我都要不慍不火，表達心裡真實的想法，不因懼怕而放棄，特別是比我權威或有利益關係的人。

練習理性的溝通與表達

我自小便是如此，常會因為恐懼而表面假裝服從，在家對父母陽奉陰違；對朋友表面上和諧相處，若心有不甘，就在背後說他人壞話；出社會工作後也是同樣模式，對老闆陽奉陰違，不情願地服從命令後和同事一起抱怨老闆，但卻不曾真正提起勇氣直接面對並說出真實想法。如今我不想再浪費不多的生命時間，在活著時，我想要真正活得自在，而不是假裝附和他人，遮掩隱藏真正的想法，我拒絕繼續活在恐懼的陰暗裡，我要勇敢說真話。

發願很容易，做起來又難又痛苦。

某天下午與老師以及同房友人聊天，我好不容易鼓起勇氣告訴老師，自己目前正在做一個練習——當和老師或其他人（特別是比我權威和有利益的人）持有不同意見時，要勇敢表達自己內在真實的想法。我覺得這幾天練習的還不錯，至少恐懼減少許多，也比較能夠冷靜表達，不像往常將話往心裡吞後，自己生悶氣。

老師「嗯」了一聲後，說：「妳也可以不表達，不用一定要解釋，也可以只是接受。」

然後我又生氣了，覺得她否定我，認真練習卻沒有得到鼓勵與讚賞。但老師的話也讓我陷入省思，我為什麼一定要解釋，不解釋會如何呢？

這個課題，在印度行兩個月之後，我跟著至青老師再度來到廣州，才有了答案，在此先埋個伏筆。

故事回到印度。接受阿育吠陀三週療程的期間，前兩週不能外食，一定要遵守學院裡的飲食制度，因為身體會有很多的清理，而學院外的食材會產生刺激，對治療會有反效果；兩週後再由醫師評估能否外食。當療程滿兩週，醫師同意我們週日可外出用餐時，大家都興奮不已。經過兩週不食人間煙火的日子後，再怎麼愜意也都變無趣了。

我們犒賞自己到鎮上一家有名的飯店享用自助餐，用完餐等待計程車時，我詢問朋友如何選擇煮黃金水的器具（阿育吠陀其中一個療法）。

朋友回答：「陶瓷的最好，之後是瓷或玻璃。」

我回覆：「好，謝謝。」我回想著家裡有沒有這些材質的鍋子，同時小聲的對自己說：「陶瓷的也可以。」來提醒自己。

當時至青老師站在我身旁，她立刻轉身嚴厲糾正我，「注意妳的用詞，不是陶瓷的也可以，是陶瓷的最好。」

我立刻艴然不悅，火冒三丈，覺得極度被羞辱，尷尬羞愧地看著其他人，支支吾吾拼命想要解釋卻百口莫辯。在無法辯解的狀態下，看著自己內在的情緒像火山一樣就要爆發。如果我是一隻老虎，當下恨不得立刻撲向前，咬掉至青老師的頭洩憤，但就是這個想法極度驚嚇到自己！我竟然氣到想要摧毀並傷害他人，而這個人不是隨便的任何一個人，她是我的「恩師」，我怎麼會有如此忘恩負義的想法，我到底怎麼了！頓時腦海閃過電影「功夫熊貓」情節，故事中的大師有兩位徒弟，一個忘恩負義的老虎，一個單純無知的熊貓，老虎始終覺得師父不愛他，對他不好，不願意傳授最高的武功秘笈於他，最終選擇離開師父，到別的地方學習更高強的武藝，要報復師父並搶奪武功秘笈。而熊貓誤打誤撞成了師父的徒弟，個性憨直，認真努力，功夫不好卻心地善良。與老虎同樣接受老師嚴厲的訓練，熊貓卻不曾心生怨懟，時常關心並感恩師父的教導。

那一刻自己在極度想要報復老師的心態下，這部電影情節不停在腦海中重複播放，我告訴自己，可以選擇像老虎一樣，認為老師羞辱且不重視我，也可以選擇熊貓的接受與感恩，並且試著理解老師實際上是在幫助我。

就在我非常用力說服自己一定要選擇熊貓的學習態度，絕對不能憤怒與報仇的同時，腦海無法克制的出現很多負面「報復」的壞想法，例如：我再也不要跟隨至青老師學習了、我再也不要在老師的課程上分享個人故事等。而此時我的身體開始發熱，身上的紅疹因熱愈來愈刺痛難受。當時我們正在一個小鎮上逛街買紀念品，雖然身體愈來愈不適，但我沒有告訴其他人，一直忍耐著。直到回到飯店房間，再也無法忍受刺痛與發熱，而大哭起來。同房友人緊張的替我冰敷，幫助我退燒，但我卻愈來愈痛。醫生來看完我的情況後，只是立刻去買西藥給我（一般在阿育吠陀療程中是盡量不用西藥）。朋友也特地幫我針灸，減緩我的不適。

濕疹發作的前兩天，我詢問了兩位阿育吠陀醫師，我的濕疹有可能是因為療程排毒引起的嗎？兩位醫師都說不是。而且兩位醫師各自給了我不同的答案，一位說可能是黴菌感染，另一位說可能是病毒感染。

隔天早上起床，可能是擦了西藥的效果，疼痛稍微減緩，但還是非常難受，身體也還在發燒。

至青老師對我說：「如果兩位醫生的診斷不同，妳的狀況可能就不單是身體引起的，而是從內在發出來的，我猜測妳的濕疹（紅疹）應該是因壓力而引起的皰疹，藥物對妳的幫助並不大。」

我並不覺得自己有什麼壓力，來印度的期間也很開心，怎麼可能會因為壓力而有皰疹呢！

老師接著說：「這壓力已經累積很久了，只是這個時候才藉由皰疹發出來。」

當時我並不清楚，我的壓力來源可能就是內心認為的「羞辱、憤怒與報復心」。

與老師聊過後的當天傍晚，我走回房間的路上，不停思索老師說的「壓力」是什麼？而我到底為什麼會對老師如此憤怒？嚴格說起來，老師那天說的話沒錯，態度也不算非常嚴厲，我確實是用詞錯誤，朋友明明說「陶瓷的最好」，我為什麼要說「陶瓷的也可以呢」？難不成我平常就是一個隨便的人嗎？還是我常常聽不懂別人說的話？

但我當時不懂老師的用意，非常不滿老師在大家面前「糾正」我，難不成我希望她「私底下」告誡我嗎？老師是一位堂堂正正、光明正大的人，而且我為何要偷偷摸摸，做見不得人的行為呢？念頭又轉，認真思考至青老師會羞辱我或其他人嗎？老師時時刻刻都盡心盡力在幫助每一個人，怎麼可能會羞辱人。突然像發現新大陸般在內心大喊：「對啊！她怎麼可能會羞辱我呢！」換成是其他人還有可能，但至青老師絕對不可能，我對老師有著這程度的信任，也就是這個信任救了我。如果老師沒有羞辱我的意味，不就代表自始至終「認為被羞辱」都是我個人的「幻想」嗎？從頭到尾只有自己覺得別人在羞辱與看不起我，因此而起的憤怒，原來是自己錯誤的想法造成的。正所謂「說者無心，聽者有意」，指的就是我。

經過一年的練習後，我才明白這就是我個人「偏差的學習態度」。我想在學習上，我不是一個求甚解的人，對於很多「正確」的用法與用字，時常抓個大概意思就可，自以為理解便不經求證，以訛傳訛的散播資訊，為自己造下許多的錯誤，這是非常不負責任的一種行為。例如，老師時常以「自閉症」舉例，我們一般人對於宅男或宅女，也就是不喜歡出門或不熱衷社交的人，便會說他／她有自閉症。可是對於專門研究「自閉症」的專家而言，完全不是這麼一回事。自閉症（autism）是一種由腦部發育障礙所導致的疾病，特徵是情緒、言語和非言語的表達困難及社交互動障礙，會對限制性行為與重複性動作有明顯的興趣。因此我們不能說不喜歡出門或不喜歡社交的人有自閉症，因為這不是正確的用法，如果我們散播了不真實的語言，是不負責任的一個行為。

事件一年後某天與至青老師通話，我們再度談論到當時在印度發生的事情，我突然感動地對老師說：「老師，我想我現在的振動頻率可能提高了，去年這個時候我們在印度，當時的我還覺得您對我說的話是羞辱，如今我才理解您當時對我說的話背後的用意，也才真實地感受到您對我的愛，現在無論您是嚴厲與否，您對我說的每一句話聽起來都好溫暖、有愛，謝謝您！」

故事再帶回印度，我竟然誤會老師，實在是太糟糕了！至青老師無形中又渡化了我，頓時對老師感到無比愧歉。在印度的短短兩週裡，至青老師時常是我的假想敵，我不敢想像，在日常生活裡，不知道還有多少人是我的假想敵，還有多少錯誤的觀念與認知是自己沒有察覺的，當下立刻對所有人感到萬分抱歉。

我懊惱的問自己，為什麼別人不能否定我？又為什麼總是要得到別人的肯定與認同？如果我總是想要「得到」，那麼我所做的每件事就不是「無條件的愛」，而是非常「有條件」。我要如何才能知道我做的事情是「有條件的愛」呢？

突然靈光一閃，我知道了，生活裡只要對人與事有「負面情緒」反應（無論大小），就是「有條件的愛」，就是「自私」，其中一定有我的「欲望與個人期待」只是自己沒有覺察。

我當機立斷決定不再去想老師的話是羞辱抑或是幫助我，首先最要緊的是將自己先從負面的情緒拉出來，並練習平靜地接受。我再一次發願，今後無論他人對我說什麼或是做什麼，都不選擇「憤怒與報仇」，不管我的大腦有多生氣，就是要做跟以前舊習不一樣的決定，不再處處覺得他人說話就是在攻擊我，不用時時刻刻保護自己，不將自己看成「受害者」，不再需要防備，即便他人是真的用言語攻擊我，也沒關係，我要練習只選擇比較高振動頻率的做法，就是「相信與接受」。

相信什麼呢？相信此刻，此事件很有可能就是我所必須經歷的，每個事件的背後可能都有它發生的原因，我也許並不能夠知道所有的原因，但是我能夠從其中藉由自身的情緒與想法，學習成長與放下。因為我知道宇宙的法則，生命課題就是會藉由各種事件不停地重複發生，一直到我們學習並理解成長為止。

說也奇怪，念頭一轉，當天晚上我就退燒了，皰疹也不那麼刺痛。隔天（週二）身體與心情都大好。再隔天（週三），用過午飯後，依依不捨和老師與友人道別，獨自前往機場。到了機場，我還精神奕奕的在購物中心大肆採買，滿足的坐在星巴克享受暖呼呼的拿鐵。週四一早抵達台灣，皰疹已完全不痛。焦慮不已的先生特地來接機，在看見我活蹦亂跳後，他的心情也放鬆許多。原本計劃一下飛機就直奔醫院作檢查，因為身體好轉而改變主意，決定先滿足一下口腹之慾，品嚐思念已久的台式料理，隨後才到皮膚科看診。

沒想到，皮膚科醫生的診斷竟與至青老師在印度告訴我的話一模一樣，驚嚇之餘也再三與醫生確認我沒聽錯。醫生說：「妳的症狀是因壓力過大引起的皰疹，最近是不是有什麼事造成壓力過大。」之後醫生開了一些西藥，請我下週再回診。

看完醫生，立刻與還在印度的至青老師通電話，告知一切平安，也轉述醫生的診斷。

至青老師說：「依目前狀況，其實不需要擦藥也應該會自然而然的好，妳可以自行決定擦藥與否。」

其實皰疹從強烈劇痛到不痛大概就是兩天的時間，回到台灣的當週，皰疹已開始慢慢結痂脫落，快速復原的過程，除了讓我更加深信心理是影響生理最大因素外，也意識到原來內在有如此多的憤怒需要面對，而這種種的壓力透過身體正在爆發出來。

不停地練習再練習

練習「無條件接受」對我個人而言是失敗的，我從二〇一九年五月份開始練習，九月份在印度又因病再度發願要練習，但從印度回台約一週後再度見到至青老師。至青老師的一句話，我又立刻「生氣」，只是這一次我有意識清楚地看見自己從內心升起憤怒，比起在印度的經驗強度已減少百分之三十。

老師在大庭廣眾下對我說：「葛瑞絲，看來妳並不了解這個工具正確的使用方式。」

這簡單的一句話，我仍然解讀老師在「否定」我，我的臉因羞紅而發熱，但這次我很快選擇與憤怒和平相處，並恭敬地對老師說：「是的，老師我不懂，可以請您教我嗎？」

我選擇「不理會」腦海浮現的負面想法與情緒，並告訴自己此刻向老師虛心請教，學習並得到正確的知識，才是最重要的目的。生活中充滿太多容易令我引起負面情緒的事情，自印度事件後我理解到：我原來可以有選擇，我可以是自己情緒的主人，我願意學習選擇振動頻率高的態度來面對人生的一切，不論病痛疾苦或遭遇任何打擊，我都願意從事件中學習用更高的角度來面對人生、不氣餒、不放棄、不怨也不恨，在一次又一次的生活練習中，學習如何成為振動頻率更高的人。

約莫十月底（二〇一九），至青老師有一場為期三天的生命藝術課程。第二天課程的午餐休息時間，我坦白告訴老師，自印度之旅後，我依舊時常覺得被老師羞辱與否定，「請問老師，我到底為什麼會常覺得被羞辱呢？和我的前世有關係嗎？」

老師一如往常地回答：「我不知道呀，我沒有通靈能力，也看不見妳的前世。」

我無奈又苦惱，「我真的好想知道原因。」

現在想來，我當時真是問了一個蠢問題。

午休後回到課堂，我坐在教室後方望著講台上的至青老師，繼續認真思考到底要如何做才不會覺得被羞辱。猛然靈光一閃，想通了，唯一不再讓自己有被羞辱的感受只有「自己完全沒有被羞辱的想法」，就不會再有被羞辱的感受。我不再去想對方是否在羞辱我，不需要浪費精力去推測為什麼，不再疑惑這個念頭是否因前世某個事件引起，因為那些對現在的我一點都不重要，此刻最重要的就是「當下」，明白對方可能只是在陳述一件事情，沒有羞辱我的意味。我不再妄自臆測，作繭自縛，此刻突然覺得全身放鬆，內心有著無法形容的愉悅。

一個月後（二〇一九年十一月底），再度跟至青老師到廣州。在飯店的一個小插曲，發現自己真實強化了內在，開始往全然的接受方向前進。

小明（化名）、小安（化名）與我都是老師的學生，自從至青老師在中國內地開課之後，我們就成為老師的助教，幾乎每一場課程都會全程參與。在飯店，小安和我都是同住一間房。當天，小安因工作忙錄會稍晚抵達，於是我入住時告知櫃檯小姐，我先拿走一張房卡，六點半左右會有另外一位友人入住同一間房，請拿另一張房卡給她，櫃檯人員爽快的答應。

傍晚近七點時，小安還沒到上課教室，我擔心她是否順利拿到房卡並進到房間放行李，趕緊走回旅館確認。電梯門一打開，便聽見小明與小安在房內聊天的聲音。

我告知他們，我要留在房間工作，不能參加晚上的課程，請他們趕緊去協助老師。

小明要離開時看著我說：「葛瑞絲，小安沒有房卡，妳的房卡先給她。」

我困惑地望著小安說：「妳沒有房卡？那妳怎麼上來的？真奇怪，我明明已經交代櫃檯人員務必要給妳房卡，難道她給忘了！」

小安解釋說：「櫃臺小姐說一間房只能給一張房卡，剛才是飯店人員幫我開的房門。」

我不解地又重複一次自己剛說的話。

小明立刻嚴肅地看著我說：「我說妳呀，妳就把房卡給她就好，不要說這麼多，妳下意識就有『拒絕與不給』的想法，妳要多學學至青老師，不論問她要什麼，她都立刻說好。」

有一秒鐘，我內心產生了羞辱感，卻又在同一瞬間昇華消失。我很快拿出房卡給小安，並微笑著回答小明：「也許喔，謝謝您提醒我，我會好好觀看這個想法。」語畢，送他們到房門並微笑揮手說再見。

最奇妙的是，第一次不覺得自己被他人批判，也毫不認為小明主觀甚至是誤會我的想法，心裡也完全沒有想為自己解釋的念頭，剛才發生的一切就好像突然吹起一陣風，溫柔地吹過我的身上，並輕輕地離開。頓時心裡好放鬆、好愉悅，就算是小明誤解我也沒有關係，也許他是對的，也許不是，但我一點也不覺得羞辱與委屈，不用再為這份「羞辱委屈感」而拼命抵抗與解釋，我好開心，無法言喻的喜悅感滿滿地從心裡不停冒出來！（這裡的「解釋」指的是當我對他人的看法或意見，因自身情緒受影響後，而起的一種防禦狀態，也就是為自己辯解。）

原來至青老師當時在印度告訴我的「可以只是接受」，接受對方的意見，接受對方的想法，接受當下，這是多麼美好的一個狀態，我無須保護自己而攻擊對方，這一刻我覺得自己是自由的，對方也是自由的。我看著小明的臉從原本的緊繃到瞬間的放鬆，感覺到我和他之間有一股無法言喻自然能量的流動，他友善溫柔地對我說：「待會見。」

我意識到我的內心開始不會因他人的言行而動搖受傷。這一刻，我真真實實是自己情緒的主人，也就是此時我覺察到自己開始「願意」放下羞辱的想法了。為什麼我用「願意」這兩個字，因為我人生中所有的一切苦，全都是自找的，唯有自己願意面對並成長與放下，才能真正離苦得樂。

未參透人生目的

我在第三次危機後一年，再度生病，其中最主要的原因是我並沒有真正「面對我與媽媽的關係」，也許讀者們會疑惑，難不成與媽媽的關係不好就會得癌症嗎？

答案「當然不是」。每個人的人生目的不同，發生的狀況也不一樣。

而在我身上的情況是，在二〇一九年四月已經「隱隱約約」發現我對母親與其他人在潛意識中有著許多的「恨」，但僅止於此，並未再往下探索。我再次轉移重心做其他練習，也就是我自以為的「無條件的給予與接受」，殊不知這避重就輕的方法，根本上依舊是在逃避，而我練習的方法還不能說是無條件的愛，甚至可能連邊都沒有碰上，但我卻因此而滿足了，我還未明白真正的「感激與愛」。

現在想來，也許至青老師當時心裡是著急的，她看著我這一路上的領悟，每一次看著好像就要抓住到重點了，卻又繞到分岔路上。直到二〇二〇年八月，我才恍然大悟的對媽媽表達懺悔之心，而我一度以為不會再有危機，當醫生在九月初告知我的病情不太穩定後，我完全明瞭原因，也藉由陸陸續續出現的「非人」（不存在於第三維度的人）事件，意識到自己不明白的太多，不珍惜感恩的也太多。

每當非人有惡念或是恨與報復心，我看見牛頭馬面與黑白無常會即刻出現，也就是說他們可能會即刻入地獄，而已經在地獄的非人，更是因為自己的恨而將自己困在地獄中百年、千年甚至萬年之久。

而我不正是如此嗎？我是一個活人，黑白無常與牛頭馬面並不會立刻在我發出恨意時將我帶入地獄，可是每當我不能放下恨或意識到自己有恨的時候，就會發生「危機」，面臨病危，我也必須經歷一次又一次的治療，這其中的煎熬與痛苦對我而言就猶如身處地獄，但是我當時並不能理解，所以才迎來第四次危機（請參閱本書第十三章）。

在我學習時刻省察自己起心動念的過程，回想我前面所提在埃及時代的前世，不禁發現同樣的心念模式，不斷地在我的前世今生中複製，若不覺知，就一直無明地在輪迴中往復，無法跳脫。

跟隨至青老師學習約九個月後，我再度看見那個埃及女祭司的前世，畫面中的我還是一個小女孩，獨自一人在花園裡玩，但卻非常羨慕其他的王子公主穿金戴銀，他們總是有著漂亮華麗的衣裳並且開心玩樂，反觀自己什麼也沒有，又要學習，也沒有玩伴，那一刻我在心底告訴自己，我也要像王子公主一樣，也想擁有他們擁有的，我現在才知道我當時發的願就是，我要追求人間的名利權情，我也要穿金戴銀與漂亮的服飾，也是從那之後我開始一連串錯誤的偏差行為。

從現在的角度看回去當時，我認為自己會遇見王子並不是一個意外，我想我極有可能是「刻意」接近他，並且利用他想上位成為王后。我曾經認為自己是因為被王子利用所以憤恨而死，但真相卻應該是因為自己的計謀沒有成功憤恨而死，這一切與王子沒有關係。更可悲的是，我認為與愛情、愛不愛王子也毫無關係，純粹就是個人的私欲。但是我當時騙了自己，也騙了別人千年之久，我用一個極度正當的理由告訴自己，「因為我想重建亞特蘭提斯，我想要生許多亞特蘭提斯的寶寶，恢復當時的安詳與榮耀。」

而這一世，我也同樣告訴至青老師這個理由，但我二〇二〇年四月在廣州懺悔後，才理解自己當時犯下的錯誤，這個看似正當的理由瞬間變得荒唐愚蠢。由於我的無知造就與王子之後好幾世的愛恨情仇糾葛，是我錯了。由於我的無知沒有做好祭司的工作，利用祭司的職位與能力說謊也是我錯了，只是我在第一次病危時並不是從更高的角度來看待自己的前世，也絲毫沒有察覺自己最初的起心動念，一心將責任推卸給他人（王子），單純的認為自己只是一個受害者，但是，這是真的嗎？

而到了今生，約十年多前看見這個前世，可想而知，看完前世故事的我，除了更憤怒、更恨外，沒有其他。朋友聽見的分享皆是王子當初如何利用我，他有多麼自私自利、根本不愛我，最終眼睜睜地看著我死。

王子也在我這一世的生命中出現，她「曾經」是我非常要好的女性朋友，我們全家待她如家人，用「曾經」是因為在看完這個故事後，我沒有足夠的智慧去詮釋前世故事的意義，我內心還是有恨，無法釋懷，仍舊無法原諒「他」當初的所作所為，儘管我的靈魂已經輪迴千百世，卻始終不曾放下「恨」，我還是像當時坐在圍牆上的埃及女祭司冤魂一樣，痛苦的情緒深深烙印在心底，無法忘懷，女祭司的恨未曾離開過，這就是為何我深深相信至青老師在醫院對我說，「人死後一切都帶著走，包括情緒與品德，會一直帶到每一世。」因為我就是如此活著！

面對在這一世已轉世並成為好朋友的王子，明明清楚無法洩恨於她，但每次一轉身看見她，憤怒便自然升起，滿腦子想的都是到底要如何報仇以洩心頭之恨，在自己有意冷落及刻意製造爭吵衝突下，我們漸行漸遠。這樣的情節，就心念的起落而言，與我在本書中描述的許多場景如出一轍，若不提升自我的振動頻率，往往就任由強烈的恨意，帶我走入一次次中陰抉擇的歧途，任由累世人生目的一再地荒蕪，週而復始陷入輪迴而不自知。

如響斯應的意念

提到感激的意念，我想起兩年多前（二〇一八年七月）出院回家休養，某天晚上，我在廚房收拾碗盤，先生正在浴室幫孩子洗澡，洗碗時，我先是看見先生的臉浮在半空中望著我，而後「感受」到先生對我的感激，他的意念對我說「謝謝妳」，我內心感受到一股溫暖的暖流。過了約十分鐘之後，先生已經幫孩子洗完澡坐在書房裡，我問他剛剛在浴室的時候有特別想什麼嗎？或是對我洗碗這件事情有什麼想法？他回：「我走進浴室前看到妳在洗碗，心裡特別感謝。」先生在感謝我的那一刻，雖然他不是「親口」對我說出來，而是在「心裡」想著，但我立刻就接收到了他的「感謝」意念。另一次，是我與一位英文老師通電話，電話中我肯定她的教學表現與熱忱，電話結束後，我同樣先是看見這位老師的臉浮在半空中，而後「感受」到她對我的感激，她的意念對我說「謝謝妳」，我內心也同樣感受到一股暖流。

我也看過另一種意念呈現方式，有位朋友總是對工作不滿，從他第一份工作到現在，從沒有「停止抱怨」，他抱怨辦公室的天花板不太乾淨、辦公椅不好坐、裝潢老舊、同事講話修養不好、合作的夥伴是新人、工作經驗太少、不夠專業；若是很專業的人，便覺得自己不如人、這份工作壓力太大，老闆不體貼不細心、工作超時沒有加班費、薪水不夠多等等，無一不是他發洩怒氣的對象。暫且先不論這位朋友所說的是不是事實，即便在某個程度上來講可能是事實，也有許多不同的應對方式可以選擇，而我們普遍對事情的詮釋是根據個人的主觀判斷，比如青椒是許多人喜歡吃，但也是許多人不喜歡吃的蔬菜，這件事情本身並沒有對錯，只是在我們「不喜歡」時該如何面對。

有一天我與這位朋友見面，我突然看見在他肚子周圍的能量體上，冒出了至少五十顆和我的手掌般大小的人頭（我的手掌約是十七公分長、十公分寬），我和朋友確認之後，發現這些人頭大部分都是被他罵過的工作同事，其中也包括他現在的同事與老闆，而這些同事雖然不曾親耳聽見他的抱怨，但是他們的意念上（我想很有可能都收到了，所以他們來到他的能量體上，每一個人都惡狠狠、生氣的樣子，有一些人頭甚至張牙咧嘴咬著他的能量體不放，就像一隻生氣的狗咬著獵物不放。

由我自己親身經驗的這些例子，可見意念傳達的速度幾乎可說是立即的，當我們對任何事任何人心存「感激」的時候，對方是會收到的，即便對方本身並不知道；同理可證，當我們對任何一件事或人心存「抱怨、嫉妒、憤怒、恨意」，即便我們只是在心裡想，對方也同樣收得到，因為意念會收到。至青老師也時常告訴我們：「意念的影響是無遠弗屆，一個恨的意念發出，連在阿拉斯加的魚都感受得到。」

由此可見，意念對我們影響的深遠，無論大事小事，我們都要學習不發出「生氣」的念頭，因為生氣的背後就是報復，而報復心之下任何「殺與恨」的念頭就很有可能會隨之升起；反之亦然。而千萬不要以為很多時候我們只是在心裡想，對方並不知道，從我的經歷來看，我相信任何意念對方都極有可能會收到的。

Chapter 5

看見前世今生，意義何在？

5-1 反思我的通靈能力

在一連串幫助各種其他不同次元的「非人」翻譯他們所說的話的同時，見證了至青老師在上課時說的，「如果人想要有通靈能力，死了就會有，活著的時候不要追求，對你沒有好處，做人的時候就好好利用人的配備學習。」

當我看見非人意念一動，就瞬間移動；也看見非人能夠讀到其他人、其他次元的訊息，他們的通靈能力比我好上太多。

我問自己一個問題，如果拿掉「通靈能力」我還剩下什麼？

我擁有「智慧」嗎？

我擁有「慈悲」嗎？

我擁有「無條件的愛」嗎？

答案是「否定」的。我什麼也沒有。我認為自己從來沒有如此「貧瘠」過，再也不覺得自己特別，甚至覺得自己一無是處。

是的，我曾經覺得自己有著與他人不同的能力，覺得與眾不同，可是當我發現這個能力一點都不特別之後，不知道自己還剩下什麼。我告訴至青老師，我覺得自己一無是處。

老師說：「當妳發現自己不特別的時候，便開始謙虛的學習，也就是說，當意識到自己『貧瘠』時，妳就變『富裕』。」

我其實還不太理解這一段話的含義，但意識到「學習」是非常重要的，我也產生比過往更大的動力學習，更渴望要在「智慧」上成長，相信有一天我會理解老師所說的「富裕」。

在這本書裡分享的每一個前世，都對今生的我有著無比深遠的影響。我在二〇一八年五月出院後，藉著至青老師課程的幫助下，漸進式的理解前世與今生的關係和關鍵，而有著意識上的提升，也因為逐漸明白生命周而復始的意義，而一點一滴地願意放下。

老師在課程中，總是不斷提醒我們：「看見前世與否，對個人意識的成長與提升毫無關係，每一個前世都會在今生有跡可循，所有需要重新面對與學習的人、事、物，也會如實地在生命的日常生活中重現。現在每一個當下，有無察覺自己的每一個起心動念，才是最重要與難能可貴的。」

如今寫下自己是如何運用課程中所學習的知識，進而一步一步發現自己最初起心動念的歷程與讀者們分享，分享重點不在前世的故事，而是在對應今世生命的影響與理解前世後，我如何面對人生的選擇。

我這一生沒有廣大神通能力，既不能夠看見自己和他人過去的每一世，也無法預測未來，更不會算命，自己因病住院時，想當然耳也無法預知自己將死，奇蹟似地出院之後更不知道自己會再面臨一次又一次的病危。

5-2 通靈能力與我的人生目的

在我剛出院跟隨老師學習之際，她曾經對我這麼說：「葛瑞絲，妳之所以會有靈通能力是有其特別意義的，也許這是妳其中之一的人生目的。」

當時我並沒有理解老師的話，也沒有多加思考，經過兩年半的人生洗禮與學習後，我逐漸明白老師說的靈通「意義」是什麼。我如今也才能夠理解，原來越是與我們的人生目的相關，接踵而來的「挑戰與障礙」也會特別多，這所有一切的發生，只是為了讓我們能夠真正的突破並進而成長。

在第二章說過自己病危卻能夠迅速出院，其中最重要的關鍵就是因為老師所言，我們來做人是有三大目的，老師上課時也諄諄教誨每一位學生，如果沒有去實踐自己的人生目的與任務，那麼我們就是白白做人一回。

至青老師時常對所有學生耳提面命，「沒有任何一個人會平白無故擁有靈通能力」，我一直到寫書時才真正理解，原來我的靈通能力就如同老師說的，有特別的用意。可惜我在最初出院時並沒有明白，一直要等到再度生病才領悟到我所能夠看見的畫面有多麼珍貴，宇宙給的訊息有多麼值得我花心思記錄下來，此刻我才真正恍然大悟，世界上再也沒有任何一項工作能夠再讓我傾心，我毅然決然好好把握自己活在世上的時間，並實踐我人生目的其中之一——如實的記錄宇宙訊息，也就是如實的寫下與畫出我所能看見、別人看不見的畫面與聽見的訊息並與大眾分享。

5-3 通靈能力的運用必須與私欲切割

老師不止一次，甚至可說是幾乎天天「警告」我：「葛瑞絲，妳的靈通能力『絕對』不能為妳個人的『私欲』，或其他人的『私欲』所用，妳一定、一定、一定要記得！」

換句話說，我絕對不能用此能力來「賺取金錢」，也不能讓我的家人朋友們或任何人將我當成一個算命師，來詢問關於他們個人的問題或是人生目的。

老師說，只要有人來問我，最近有沒有看到任何的畫面，我一定要回答「沒看見」，因為這與我的人生目的毫無關係，我的人生目的之一就是如實記錄，而不是當一位算命師，如果違背了我的人生目的，我很快又會陷入病危並離世。

所以，在此也要告訴各位讀者們，感謝你們的體諒與理解，請「絕對、千萬」不要問任何會違背我人生目的的問題。

Chapter 6

我與母親的前世今生

6-1 母親與我，我所不願面對的訊息

我對宇宙訊息最大的誤會就是完全忽視訊息，因為我絲毫不知這是一個重要的訊息。其中最鮮明的例子就是沒有正視我與母親之間的關係。二〇一八年，我病危之前，宇宙曾給過我三次暗示，甚至可以說是明示，可我壓根就不知道這是一個極其重要的訊息，所以我視而不見也充耳不聞。

第一次接收到訊息是在十二年前，我母親剛過世時，我記得非常清楚，母親離世的第一個月，我如同行屍走肉，覺得自己彷彿只是一個沒有靈魂的軀殼，哭不出來也無法向任何人傾述內心的哀痛。走在路上時常想，「失去母親後，生命已經沒有任何意義與目的，如果現在就衝到路中央被車撞死，也沒有什麼遺憾。」我當然沒有這麼做，也告訴自己要珍惜生命，潛意識中彷彿隱約知道自己人生目的為何，只是當時並未對此「念頭」多加留意，只是單純認為就是對母親有著過多的思念吧！

或許很多人與我有相同的經驗，很多時候下意識地（也就是潛意識裡）似乎知道自己該做什麼事情，也有一些線索可循，但這想法（或者用我的說法是訊息）稍縱即逝。如今憶起，只覺得宇宙對我真的非常仁慈，很早就在提醒我，要面對我的人生目的。

第二次暗示是在十一年前，那時我擔任心靈課程的翻譯，授課老師一位是至青老師，另一位是外國老師。

某堂課程中，教課的外國老師說：「I hate my mother.」而我翻譯為：「我討厭我的母親。」當下明知這翻譯並不符合原意，內心一陣糾結後，我還是選擇了「討厭」這兩個字，而不是「恨」，因為我沒有辦法說出「我恨我母親」這五個字，就是說不出口。

至青老師立刻糾正我，並對大家說：「外國老師的意思不是『討厭』，是『恨』。」同時也告訴我，如果我無法對母親用「恨」這個字，其中必定有值得深究的原因。

此事發生多年後，至青老師也告訴我：「弗洛伊德認為一個人平時不經意間出現的諸如口誤、筆誤、動機性遺忘、童年回憶遺忘等差錯，並不是無意義的，而是受到其潛意識的影響。例如，某人在開幕式上出現口誤，把『宣布開會』說成『宣布閉會』時，代表他心裡並不願意召開會議。」

就此也可證明，我無法當眾說出我恨媽媽，甚至內心認為做子女不可以說恨父母親這種大逆不道的話，但其實背後真正隱藏的想法是「我恨媽媽」，而我當時毫無自覺。

至青老師也提醒我：「一個真正有自覺的人，當下就會好好把握這千載難逢的機會，不停向下挖掘，找出真正的原因。特別是當時已經有一位老師提醒我，無法將『恨』這個字用於媽媽身上，其中必有原因值得探討。」

當時課程結束後，我並沒有把握機會，依然不為所動，也未找至青老師細問。

第三次暗示是在五年前，第一次罹患乳癌並接受化療時，在某次的療程中，我突然向我先生哭訴，「我覺得自己會生病與我媽媽有很大的關係。」媽媽從來就不愛我，從小就不覺得被愛；除了物質的溫飽以外，我們母女不曾有過任何心靈上的交流。當下，我彷彿回到小女孩的模樣，哭的唏哩嘩啦地說：「她從來沒有關心過我！」因為不想讓先生看見我淒慘哭泣的樣貌，還躲在棉被底下痛哭許久，無法平復。

不過就像前兩次的暗示一樣，在我做完當次的療程，出院之後，此事件依舊像沒有發生過一樣。我也未再想起。

二〇一八年病危之際，至青老師來醫院看我，當時我最在意的問題就是：「放下對所有人的情緒，包括『對母親的罪惡感』嗎？」

現在想來，其實在當時，我認為自己在臨死前再次不知不覺說出我此世要面對的課題，但是我在奇蹟地出院後，一樣將這件事忘的一乾二淨，且還自認為已經放下對母親的愧疚，沒想到我的大腦只是慣性地逃避，用假裝沒事來掩飾。也許人的慣性就是，只要不想就沒事，不看、不聽、不聞，我在此用的是其錯無比！

但真正讓我活下來的關鍵卻是，我開始思考「做人生目的」，當時我認為自己時間已剩不多，所以我告訴自己，至少要在死前，抓緊時間做到「人生第一目的」，但我卻直到寫書的此刻才明白，直到現在我還沒有真正面對個人人生目的，也就是我並未真實面對我與母親之間的關係。

在醫院時，我只是動腦筋想要去做人生目的，便奇蹟似地好轉並出院，由此可見人生目的對一個人的重要性。換句話說，正因為我們來到這個世界做人，就是為了實現人生三大目的，所以即便我已是個將死之人，但只要願意開始實踐人生目的，人生就開始有了意義，宇宙自然會給予機會面對與成長。所以我到今天都還活著。

人時常接收錯誤宇宙的訊息，甚至像我一樣，完全不知道這是何等重要訊息的大有人在。在參與至青老師課程期間，時常有眾多的學員提問，自己的人生目的到底是什麼。

從個人的經驗來看，我認為宇宙時常將我們來做人的靈性三大目的的訊息透露在日常生活中，只是我們人類沒有足夠的智慧理解與明白，就像我這樣愚痴的人，即使此世已經從自己的口中說出過兩次答案，也很快地將之拋到九霄雲外中。

宇宙一次又一次地藉由病痛幫助我理解，但祂大概沒預測到我的大腦如此僵化與抗拒，在一次又一次的病危裡，我龜速地一點一點地開放自己，直到出院二年多之後，才能真正開誠布公談論與父母的前世，也才願意真正邁向放下屠刀的光之道路。

現在，讓我來從頭說起……

6-2 母親的離世

我對於與母親這一世相處之間的點點滴滴，記憶非常模糊，母親已於十二年前過世，其實十二年並不是久遠到會讓我記不得我們曾經相處過的時光。

母親的喪禮結束後，我們很快各自回到自己的生活中。我的兩位姐姐們對母親的突然離開，悲痛交加，許久都無法釋懷。我明明也悲泣，但卻不知為何哭不出來，姐姐們對母親的辭世，皆抱有很大的罪惡感，二姐認為自己應該在母親生前，對她說話更溫柔和善，多帶她出門走走，多陪伴她，因為母親最喜歡到處看風景。但是我當時卻絲毫沒有任何罪惡感，且自認為對母親已經夠好了，一點都沒有虧欠她；既然沒有虧欠，又何來罪惡感可言？當時我對自己的這個想法覺得奇怪，做子女的有如此想法，好像很不孝順，但是我並沒有往下探討。在母親走後兩個星期內，我就振作起來正常的上下班。當時一些朋友因擔心我的狀況，而前來關心開導我，我卻反過來開導他們要接受無常。朋友看我恢復得很好，也很能夠接受事實，就放心多了。「看似正常」的這個狀況我也沒有多疑。

在母親離世約三個月後，因緣際會下參與了至青老師的「還我本來面目：自我療癒課程」，認識了一位朋友是前世回溯的指導師。因為在課程中看見自己前世的片段，出於好奇，我想要將前世的故事看得更完整，便請她為我做前世回溯。

在做前世回溯的過程中，指導師一路引導我回想母親過世的畫面，她要我回想並描述從母親離世一直到喪禮的這一段歷程，就是這個時候，我發現自己的怪異，一開始我就像是一個面無表情的機器人般，絲毫不帶情感的述說這段過去，彷彿說的是別人的故事，與我無關。無論指導師試了多少次，我要不是麻木不仁，就是看到了別的前世畫面，最終，指導師好不容易將我再度拉回到這一世，我才有些微傷心難過的情緒，但我的反應完全不像是一個剛失去母親的孩子。

而令我真正覺得奇怪的是，做呼吸療癒時，我只要想到母親，便會充滿罪惡感與歉疚，並心痛不已的大哭，也能回想起母親曾經細心照顧孩童時期的我的畫面，只是練習一結束，我便又回到彷彿什麼也沒發生過的狀態。我在整個過程的情緒與想法上的反差，當時完全沒有深入探討。

出院兩年又三個月後，某天我打電話給至青老師，詢問關於我母親的事。

她突然對我說：「妳總算提到妳的媽媽了。」

我非常驚訝老師這麼說，我訝異：「我時常提及我母親，難道不是嗎？」

老師說：「妳甚少對我談及關於母親的事，也沒聽妳提過父母親的相處模式，唯一就是在廣州的課程時談到了一些前世。妳要知道，母親對妳這一世有很深遠的影響，特別是妳母親是自殺的情況而言，如果一個人避之不談，或鮮少提起，其中必有文章。」

我困惑地對老師說：「我其實不知道鮮少向您談及母親和父親的事。」

掛上電話後，我一度陷入深思，我不解為何老師說我很少談論此話題，我認為已經很常提起，上課與平時生活中也會分享與父母親的前世今生，難不成我誤會自己嗎？我有避之不談嗎？

而這麼一想，又想了好幾天沒有答案，但是我的心情卻跌入谷底，眼看截稿日就要到了，我卻提不起勁來寫任何文章，也不知道要寫的重點是什麼。在自暴自棄三天後的某個夜晚，我突然情緒崩潰地大哭。

我痛恨地對我先生說：「我真的不能夠原諒我母親，宇宙實在是太難為我，也太過分了，祂怎麼會安排這樣的人成為我的母親呢？我做不到祂要的『原諒』！我每次想到母親前世傷害我的畫面，我就『恨』，宇宙是在和我開玩笑嗎？！」

在這一刻，才終於承認我真的如老師所說的——還沒有面對，我一點也沒有放下與母親的「緣份」，或者說「業力」也好。

但是「真相」真是如此嗎？這位前世傷害我的人，難道「他」就真的是「加害者」嗎？我難道真的是「無辜」的受害者嗎？我與母親的前世因緣，當然不會只有一世而已，可是在我有限的智慧下，無法看見我靈魂旅程的全貌，而這一世的我憑藉了一點點的能力，截取了我個人靈魂旅程的片段，也就是某一個前世，此世便帶著仇恨來復仇。我看見的前世，也只是整個靈魂旅程的某一個前世，但愚癡的我曾經認為這就是全部。

很多人與人之間的關係，就像是「先有蛋還是先有雞」的問題一樣，始終沒有答案，而人類的智慧有限，我們無法追溯源頭，就算我們有能力追溯至起點，那終究都不是我們的人生目的，也絕非我們此生做人的原因。

希望各位讀者能夠帶著**客觀理性的角度**，看待以下這些前世故事，最終**人生的始作俑者，永遠是自己，而他人只是配角，究竟誰是黑、誰是白，我們也許永遠也無法知道，但又有誰真的「只是」黑或白呢？無論如何，這一世我們真正要學習的是原諒與接受，也唯有如此，才能真正提升自己的振動頻率，不枉費我們做人一回。**

6-3 與父母的前世之一

回溯與父母前世的記憶，對我而言真是痛苦不堪又難以啟齒，在毫無預警下發現自己母親是前世曾經重重傷害我的人，內心完全無法接受，也正因如此，一開始看見此前世時，因為過度震驚和太痛苦，而下意識地選擇逃避與緘默不語。不久後，我便將此故事徹底遺忘，因為我實在是太痛心了，痛到我完全無法面對。

那一世我們住在希臘某個小島上，我是位小女孩，年幼父母就雙亡，隨後一位非常有錢的遠房親戚叔叔（當時類似貴族的地位）領養了我，今生的媽媽就是當時領養我的叔叔，這一世的爸爸是當時照顧我的奶媽（也可說是貼身僕人）。

當時叔叔已經結婚，也有自己的孩子，一男一女與我年紀相仿，但他特別疼愛我，待我甚至比親生子女還好許多，特地請專業老師到家裡教我哲學、詩詞和藝術等，因此叔叔的親生女兒羨慕又嫉妒我的待遇。叔叔並不是一位好相處的人，脾氣差、霸道、佔有慾也特別強烈，全家上下都非常懼怕他，即便女兒嫉妒爸爸待我比她更好，也不敢造次，對爸爸是恭敬有禮。孩子相處之間也未看見過爭吵或是比較競爭（也有可能只是我沒有在畫面中看見）。

叔叔家位於一座小島的山坡上，華麗的別墅後面有一大座美麗花園，大家經常坐在花園裡賞花喝茶。別墅外有一片茂密的樹林，我們也時常在此散步或遊戲。我認為當時的生活十分幸福美滿，對原本可能淪落孤兒的我，叔叔是我的大恩人。

直到我十八歲成人，某天因緣際會認識了一位軍人（非常像是英國人），他的地位像是現在的上校，帶領著一支軍隊，因故（我不知道是什麼原因）來到我們居住的小島上。我和他初相識便相談甚歡，一見鍾情，時常在別墅外的樹林約會散步。但叔叔反對我們的戀情，而我們堅決要在一起，於是策劃私奔。決定私奔的那個夜晚，長久以來嫉妒我的叔叔女兒，聽見了我們的計畫，立刻告訴她的父親。叔叔立即派人攻打他們的軍隊，並特別交代他的手下說：「殺了帶頭的。」也就是我的愛人。同時，將我鎖進他的書房，強暴了我。一直到那時，我才知道，他對我的愛早已超出父母的愛，更多的是男女之情。

在那個年代，也許近親相愛結婚很普遍，一夫多妻也沒什麼；在這個故事裡，我沒有發現其他人同情我的遭遇，對家人甚至僕從來說，這類的事情也許太習以為常；但也可能因為大家懼怕叔叔，不論我當時如何大喊呼叫，都沒有人出手相救。畫面中，只看見我的奶媽被兩個力氣強大的僕人抓住雙手，阻止她衝進書房救我；也看見叔叔的親生女兒站在房門外，冷眼看著這一切的發生。

事後，我的奶媽（這一世的父親）找到被關在書房的我，「小姐，我帶妳去一個地方。」她帶著我走到海邊附近的一個山洞，漆黑山洞裡只有微弱的燭光和躺在血泊裡身負重傷的愛人。我一看見他，馬上飛奔過去，崩潰地坐下來用雙手扶住他的頭失聲大哭。他用盡最後一口氣說：「很抱歉，不能帶妳走了，如果有來世，希望能再相見。」語畢，便在我懷抱中斷氣。我痛徹心扉地哭喊，一夕之間，失去了愛人與敬愛的家人雙重打擊下，我發瘋了。

用現在的角度來說，當時的自己是重度憂鬱加上躁鬱症。徹底崩潰之後，心如死灰也失去活著的意義，每天如同行屍走肉，一點也不在乎嫁給了誰。之後，自己和叔叔有兩個孩子，但我未曾盡過媽媽的責任，每日癱坐在花園的躺椅上，眼神渙散地看著前方，有時病情發作，會歇斯底里地大吼大叫，也會傷害自己的身體。日常生活裡照顧我與兩個孩子的都是奶媽，她待我們三人特別耐心溫柔，但叔叔對她是言語刻薄並百般刁難。前世畫面中有一幕景象令我特別心酸，自己的第一個孩子是個女兒，某天她認真的畫了花園裡的向日葵送給我，告訴我：「媽媽，這幅美麗的花送給妳，也許妳的病和心情會好起來。」但我無動於衷，女兒卻始終沒有放棄，常常想盡辦法令我開心。

某天下午茶時刻，不知什麼原因，平時圍繞在身邊照顧我的人，恰巧都離開，只留下我一人獨自坐在花園躺椅上，就這麼剛好，突然我的精神病發作，發了瘋地往外衝，別墅平常深鎖的大門，那天竟是敞開的，我就這麼一路赤腳地跑出門外，直奔到懸崖上，然後縱身一躍，跳海自殺。

在我死後，有一位漁夫打撈我的屍體上岸，四處尋找不到我的奶媽與其他僕人心急地趕到海邊認屍，這群人裡當然也包括叔叔的女兒。畫面中，我看見我的叔叔遠遠地站在海邊的樹林裡，充滿愧疚，遠望著我的屍體，不敢上前。

故事到此結束。

看完這個故事，發現那世的叔叔就是這一世的母親，這實在太令我震驚，下意識直接選擇逃避，不願意再去回想這段故事，所有的重點只擺在，愛人離我而去的悲痛，埋怨為何要經歷得不到我渴望的真愛！

直到二〇一九年某次在廈門與廣州的課程，因為當地學員不停詢問老師，他們與自己父母之間的關係，令我再度想起這段故事，也促使我省思。

各位讀者還記得嗎？在前面第二章提到過：**「至青老師每次講到因果業力的時候，我最記得的一句話就是『有憤怒就一定要報復』。」**而宇宙一定會實現我們的願望，無論投胎輪迴多少世，一定會讓我們心想事成，但是**「要報仇就一定要帶證據」。老師也舉例說，就像你們到法院告人，也要攜帶證據才能夠證明。**

先前每次回想與父母的前世故事，對叔叔的行為總是避重就輕地帶過，甚至不敢提起，因為我覺得要說出「性侵」實在難以啟齒，儘管已經是上一輩子的事情，我到後來才想通，真正令我「難以啟齒」的是我潛意識裡的「報復心」，不是因被性侵而感到丟臉。

到此，讀者們可想而知，難道不恨我叔叔嗎？我恨呀！可我不敢面對也說不出口，因為「他」這一世是我的親生母親。自從首次病危出院後，至青老師至少聽過這個前世故事三遍，她始終默默聽，不曾發表過自己的看法；而每一次，我也總是輕描淡寫地帶過。

在廣州的課程（二〇一九年四月）期間，我又再次述說了這段前世，這一次，我總算發現了這個前世的蹊蹺與重點，除了失去愛人的悲痛外，也開始藉由前世因緣而重新正視這一世與父母親之間的關係。記得我當時非常唯唯諾諾，並支支吾吾地用很細微聲的聲音問老師：「按照這段故事的邏輯推理，我肯定是對叔叔恨之入骨，如果依照上課所學的，人只要有憤怒就一定會報仇，難不成這一世，我成為『他』的女兒，我是來報仇的嗎？」

老師點了點頭說：「是。」

老師的答覆對我而言是晴天霹靂，因為**「這一世成為媽媽的女兒，竟是來報仇這件事情」**，實在太難以接受！我自認為是一位孝順的女兒，我怎麼可能是來「報仇」？「報仇」怎麼會是我其中一個人生目的？我有這麼「壞」嗎？有嗎？可是前世他性侵我是不可抹滅的事實，成為重度精神憂鬱症而自殺之事也不假，在這些事件後，我怎麼可能心中無恨！越冷靜理性的重新看待這個故事，越發現自己好像真的是來報仇，**難不成我的癌症與此有關嗎？乳癌是我復仇帶來的證據嗎？**

認真回憶自年幼到大，對母親而言，我確實不是一個好相處的孩子，任性、個性倔強、脾氣暴躁、總是忤逆母親，反觀母親對我卻是照顧有加，我出生時是家裡經濟狀況最好的時候，孩子們吃的、用的、穿的都很好。母親是一位服裝裁縫師，家裡的一樓是她的工作室，生意很好，她每天除了為家人煮三餐、洗衣做家事外，工作也非常忙錄。記得我國小時曾經去過同學的家裡，有些同學是單親家庭，常常放學回家沒有媽媽陪伴，也不知道他們晚餐要吃什麼，而還有其他同學的爸爸媽媽是工作到很晚才回家，晚餐就是自己吃家人預煮好但卻已經冷掉的飯菜。但是我母親不論工作多忙，都一定都會為我們煮上熱騰騰的飯菜，即使我上了國中，她也會早起為我準備早餐，從不曾因為忙碌就讓我到外頭自己解決三餐。她總是告訴我說：「外面的食物不健康，吃自己做的最好。」

我小時候偶爾會有自己比起別人得到更多家裡的溫暖與照顧的想法，但心裡卻始終感受不到溫暖與愛，特別是感受不到來自於媽媽的關心，總是找機會生氣並為難她。記得國二時曾為了一件媽媽不買給我的衣服而大怒，威脅媽媽說：「如果妳不買給我，我就不回家。」我就真的在店裡站了約一兩個小時，直到媽媽同意買給我。也曾經和媽媽一起到海邊散步時，因為一言不合，便耍賴坐在地上，這一坐也是一兩個小時，最後是媽媽退讓了，我才願意回家。

成年後，每次媽媽以孝順之名要我拿錢回家，我就會擺一副臭臉，明知道必須要盡到做兒女的義務與責任，但就是心不甘情不願地掏錢。

反之對父親，從小我就特別聽話、和顏悅色、噓寒問暖，長大工作後也時常主動關心他的錢夠不夠用，即便小時候，爸爸經常在我們調皮搗蛋的時候打罵我們，但我也很快就忘了，奇怪的是，從小也覺得只有爸爸是真心關愛我。

一直到此刻才發現自己對父母的分別心，母親這輩子是受苦了，至少受了很多委屈是來自於我。只可惜，我在出院之後，即使上了許多次至青老師的課，也還是無法理解我所要面對的人生目的。也正因為我無法面對與母親的關係，加上自己刻意忽視，這段前世故事就此塵封，殊不知，與家人的關係才是我最需要面對的人生目的，也是我為何會得癌症的主因！

儘管老師在課堂中經常再三提醒說，「家人才是業力引發的最大場所」，而且很多人的人生目的就是來自家人；但我卻從來沒有放在心上，甚至誤認為我和我的家人關係非常好，我們彼此之間沒有什麼需要面對的，如今想來我是錯的離譜。

也因為我的逃避與無視，完全轉移我的重心，模糊焦點，只關注自己在「埃及的前世故事」，一直到二〇一九年一月中，結束第六次生命的藝術讀書會後，我仍舊沒有理解前世故事賦予今生的涵義與箇中道理，於是我一次又一次的面臨病危。

時間再帶回到現在（二〇二〇年八月），因為與至青老師的一通電話，我又開始失眠，睡不著、吃不下、心情不好、全身又開始疼痛，完全提不起勁做任何事，時常呆坐在書桌前許久，卻遲遲無法提筆寫作；如此反覆幾天後的某天晚上，心裡許多的「怨恨」忽然浮現，我忿忿不平地望著天說：「宇宙，祢們實在是太殘忍了，怎麼會安排一位曾經性侵我的人做我的母親呢？！還要我這一世學會愛她，這不是太強人所難嗎？我根本就做不到原諒母親，更別說愛她了！」

我也又氣又哭地對先生說：「怎麼會有這種事，宇宙是不是在和我開玩笑，我要怎麼做才能夠原諒與愛？我好想原諒與放下，可每當我回想起上一世他性侵我的畫面，我就恨，我就是做不到，此刻我真心討厭我的通靈能力，我真希望從來沒有看見過我的前世！」

64 與母親的前世之二

就在我邊哭邊怨恨的同時，我**彷彿**又看見了另一個前世（用彷彿二字，其實是代表當時我下意識想要逃避）。

在這個前世畫面的最初，看見的是一位年輕的男孩，工作是畜牧。（我認為可能是住在美國南方鄉下的鄉巴佬）。他頭上戴著一頂草帽，有點吊兒郎當地嘴裡叼根稻草，坐在草原上看管著豬圈。離他不遠處有一棵綠油油的樹，樹下站著一位男孩喜歡的少女，此時的男孩性情還算平易近人。

在這個畫面之後，男孩已長大成為高大強壯的男人，但個性卻大轉變，講話變的粗俗、精神狀況也不太穩定、易怒、佔有慾強烈。他似乎是與他喜歡的女人結婚了（用似乎是因為我並沒有看見結婚儀式，他們也有可能只是同居），男人站在自家的客廳裡，怒氣沖沖地對這位女人說：「妳為什麼不和我做愛？」這位女人手裡拿著一條白色長浴巾，近乎全裸地瑟縮站在牆邊的角落，不知所措地望著他。隨後畫面中，這位男人憤恨地拿著一條鞭子，兇狠鞭打著一頭豬的屁股。男人將欲求不滿的憤怒全部發洩轉嫁在這隻豬的身上，他一邊想著不願意和他發生性行為的女人，同時一邊鞭打著豬的屁股並惡狠狠地說：「妳為什麼不和我做愛？為什麼？」每講一句便凶狠地揮一鞭，同時還對豬說了許多其他恐嚇、惡毒、羞辱的話：「妳這隻母豬，為什麼生不出小豬！妳是我的，妳哪裡也別想去，如果逃跑，就殺了妳來吃！」這隻豬彷彿就是代罪羔羊，承受了牠所不需要承受的羞辱。

各位讀者能猜得到這位男人和豬是這一世的誰嗎？這位男人就是我的前世，而這隻豬是我母親的前世。

當下看完這個畫面後，**我的眼淚「立刻」嘎然停止，我的恨意也「瞬間」消失殆盡，隨之而來的是滿滿的罪惡感與內疚，原來我才是「始作俑者」**，到頭來竟是我先傷害了這隻豬，而牠不過就變成我的叔叔（母親的另一個前世）來報仇，我這輩子有什麼資格報復我母親呢？我有什麼理由不原諒她？我還有什麼藉口不為自己的行為負責？想到此，我流下了滿滿懺悔的眼淚，並承認是我做錯了！我累世滿腹的怨恨，最後竟然只是「誤會一場」，我到底在恨什麼呢？我竟這麼白白浪費了我的一生去恨一位不該恨的人，我真是太傻、太無知了。

6-5 今生理解後的選擇

做為叔叔的養女那一世，我當時一直不理解也非常心痛，原本對我關愛有加的人，為何會在一夜之間轉變？他為什麼在性侵我的時候還說：「妳是我的，妳哪裡也別想去！」如今我才明白，這就是「因果」，我曾經傷害這隻豬的部位和羞辱的話，他（前世叔叔）完完全全在另一世還給了我。從「男人與豬」和「叔叔與養女」的前世來看，母親與我到底誰是加害者？誰才是真正的受害者呢？我們也許可以追根究柢的不停往前世追溯，但這終究是一道無解的問題。

至青老師告訴我，我那世一定虐待這隻豬至慘不忍睹，牠的屁股一定被我打爛了，所以才因此心生怨恨地要報仇；他要報仇的證據就是屁股，所以才會發生下一世性侵的事件，因為我也是在同個部位受創傷。

老師也說過：「**宇宙的能量永遠在尋求平衡，發出什麼樣的意念，一定會如實回到自己身上。雖然不一定是在此世，但所做的每一件事，所發出的每一個意念，終究，一定會回到自己身上。**」

看完這個前世，我沉澱了好幾天，我對這隻豬除了抱歉還是抱歉，心疼牠真是一隻可憐的動物，不像人一樣能夠說話表達，連想要逃跑也沒有辦法，當時沒有被我好好對待。至青老師告訴我：「這隻豬的委屈又有誰替牠訴苦呢？」她又說，「多數人是自私與無知的，只能夠從我們有限的知識與理解去看待這一世的人生。」

如果我沒有看見「男人與豬」的前世，我想我不可能「立即」放下今生對母親的恨意，極有可能帶著恨意又去輪迴報仇，母親和我就會一世又一世的糾葛不清。如果此世我依然無法原諒性侵事件，我不敢想像會在下一世再度對母親做出什麼事情；如果母親因為我的作為再度心生報復意念，而母親又會在下下一世再度對我報仇；光是想到此就令我頭皮發麻，心生畏懼，我們兩人之間的恩恩怨怨將會沒完沒了，而且極度有可能更慘、更糟糕！

儘管今生的我看起來可能是一個好人，但從靈魂的旅程來看，我曾經也是個無惡不做的壞人、好人、惡人、動物……我可能什麼都做過，我們永遠沒有辦法從這一世的表現去評斷一個人，每件事有因必有果，有果必有因。也許這一世我是個受害者，但前世我可能是個加害者，我們要用什麼標準去評斷一個人這一世的「好與壞」呢？這一世讓你痛苦的人，很有可能前世你是讓他痛苦的人，冤冤相報何時了？

老師說，「這其中一定要有一個人先『放下與原諒』，兩人之間的糾葛才會真正結束。」

之後，我又問了至青老師一個問題：「雖然我與母親的緣分，無法追溯至源頭，理解我和她到底誰才是開始這段緣分的人；但是我認為，『我個人的意念造就我的人生』，我的意念裡頭一定也有『恨與報復』，才會在人世中，與某個人相遇，然後開始我們之間的業力，真正的始作俑者其實是自己，『我的意念就是最初始作俑者』，對嗎？」

至青老師回覆：「對，太對了！若要討論始作俑者，妳和媽媽兩人都可能是始作俑者，妳們兩人的意念中都帶有恨，才會引起這一串漣漪。」

當我理解了意念的作用之後，我在心裡對這隻豬說：「我真心的抱歉，你委屈受苦了，我完全理解你為何會報仇，我是罪有應得，我無條件接受你對我做過的每一件事。」

我也同時對母親說：「媽媽，我不知道您投胎了沒，我對您真心懺悔，非常感謝您這一世成為我的母親，感恩您用您的一生來陪伴我愚痴的復仇，您願意用您的一生來得到我的諒解，這是身為一個人能夠得到最多的母愛，我哪裡值得您花上您的一生呢？『您的存在本身對我而言就是愛』，是我曾經誤解了愛的真諦，將愛建築在我個人的需要上，誤認為您不愛我，事實上我根本就不懂愛。如果您聽得見，希望下次至青老師開課時要記得來上課，讓我們一起提升振動頻率。」

也是一直到這個時候我才發現，我從未曾對母親說過「我愛您」，這三個字對我來講好難說出口，而我知道我必須開始練習每天說，而且是經常說「媽媽，我愛您」。

我剛開始練習之際，每說一句「媽媽我愛您」，便聽見我肝臟右邊（有腫瘤之處），傳來憤怒的聲音說：「不可以，不准妳愛她，不准愛媽媽。」

也看見一個畫面，在肝臟右邊的地方有一團火在燃燒（形狀就像露營時生的火一樣）。我知道在真正的內心裡，還無法完全真心愛媽媽，我也清楚在很深層的意識裡，對於所有曾經傷害過我的人，都帶著「很深的恨意與無法真心原諒」的意念。

所以我選擇「練習說愛」，我對媽媽說愛您的同時，我「有意識」的也對曾經所有「我認為」傷害過我的每一個人說「謝謝您，我愛您」。

此刻我愈加理解只有對「所有人」有著「無條件的愛」，也就是接受所有曾經「我認為」傷害過我的人，並感謝他們的存在與教會我的事情，我才能夠真正提升自己的振動頻率。（在此我用「我認為」曾經傷害過我的人，是因為每一個人，包括我自己，都是用自己的觀點去看待這個世界與發生的每一件事情。就我個人而言，只要對方做出不合我意的事，那麼我就「認為」他是在傷害我，事實上他人是否「有意」要傷害我，我完全無法判定。）

此時我想起了幾天前看見關於自己的一個畫面，在那個畫面中，我雙膝跪地，雙手向下垂放，臉呈四十五度地朝向天，一支又粗又大的鐵製黑長矛（古代兵器）穿過胸口，就在我練習有意識、真心對母親說愛後，這支黑長矛慢慢地從我胸口向外退出，顏色也開始轉變，從原本的全黑色變成金色半透明狀；再隔一天，我持續對所有人說愛與感謝，肝臟腫瘤位置發出的聲音與怒火已不再出現，這支長茅也離開我身體約一公尺的距離；再過幾天後便愈來愈遠。

在我對母親真心懺悔的幾天後，某個夜晚在我的房間內出現了一位穿黑色斗篷的男人，他的長相英俊、西方人的臉孔、白皮膚，但給我的感覺是陰森，我的第一個想法是，「這難道是西方的死神嗎？」

之後的畫面場景是在一個黑暗、潮濕、像是無限向下延伸的地底，兩側是黑色花崗岩的厚重牆壁，我認為此處應該是西方的地獄。在最底下，我看見一位雙膝跪地、雙手朝下、低頭懺悔的女人，她的前方正坐著剛剛在我房內出現的死神。他坐在一個比較高的椅子上，這個椅子是石頭做的，類似國王的王位。這位女人正在接受刑罰，她的雙頰因為不停地被賞巴掌，臉頰腫了兩倍大，而雙手正受拶刑（夾犯人手指的刑法），雙手紅腫，鮮血直流，慘不忍睹。

此時，我聽見有人用類似台語口音喊我的中文名字：「尹翎、尹翎」，這個聲音好像是我母親的聲音但我不敢任意確定（因為也很有可能是其他存有化身成為媽媽的樣子），我繼續看著這位受罰的女人，想要看清楚是不是她在叫我，這時在她的身體上方浮現了兩個畫面，一個就是曾經被我虐待過的豬，另一個就是前世領養我的叔叔；此刻我才意識到並相信這位受刑罰的女人就是我的母親。我立刻心疼地眼淚直流，突然我聽見母親悲泣地說：「我不能原諒我自己！」

我心痛地對她說：「對不起，都是我的錯，我一點都不怪您，我反而要請您原諒我的無知。」

母親流著後悔的眼淚說：「我做的錯事太多了，我沒有辦法面對妳。」

我對母親說：「您完全可以原諒您自己，人都會犯錯的。我可以原諒我自己，我相信您也可以，我們一起跟著至青老師好好學習。」

我看見母親在地獄受罰，心裡非常難過，很想要幫助她，但我知道這不是我想要就能夠做到的事，忽然，我想起至青老師上課時曾經說過，「**在中陰階段時，無論你在什麼地方，記得想著光，或是喊自己信仰宗教的神佛，祂們一定會來幫助你。**」

我立刻對媽媽說：「您要想著光，帶著愛，喊南無觀世音菩薩或南無阿彌陀佛，我相信祂們一定會來幫助您的。」（在此我對母親說「喊南無觀世音菩薩或南無阿彌陀佛」，是根據母親生前的信仰。）

語畢，突然見一道強光從母親體內發射出，她身體出現許多裂痕，而光就從裂痕四處發散出來，瞬間母親就從這裡消失，來到了至青老師家門口跪著。這時的母親，臉已經幾乎消腫，容貌也稍微恢復，身上穿著的衣服就是她告別式時穿的那一套。

我感動地對她說：「媽媽您放心，在這裡您會學到很多知識，也會有機會提升的，這裡有許多的神佛，您不用擔心。」

雖然母親低頭不語，依然流著淚傷心地跪著，但我看見母親跪在此地，也沒有再繼續受罰，心裡安慰許多。

在我看見母親在地獄受罰的畫面後，我更清楚明白老師上課中所說的，「**每個人所發出的意念、所做的每一件事，最終都會回到自己身上，對於傷害我們的人，無需在意，我們要做的練習就是接受與放下，無需對他人的行為生氣，也無需怨嘆上天不公平，因為宇宙自有取得平衡的方式，每個人都要面對自己做出的每一件事情、與自己發出的每一個意念。當我們往外發出一個惡的意念，我們自己就會接收到一個惡的行為。而當我們往外發出一個好的意念，我們自己也會接收到一個好的行為。而『恨與報復心』，一定會帶領我們到非常不好的地方。**」

如今我也才理解，不論是報仇的前世，亦或是償還的今生；不論是曾經殺我的仇敵，抑或是我曾經傷害過的人；宇宙會一次又一次給我機會重新來過，無論是報仇或是報恩，宇宙一定給我機會實現，我現在才深深感受到原來這是宇宙給每一個人的「無條件的愛」，原來我是無時無刻、分分秒秒地被愛著，只是我從未發現。

原來我這一生中遇到的每一件事、每一個人，本身就是一個「愛」的呈現，「意念創造實相」這件事，就是「愛」！只是我的「意念」時而創造出恐懼幻想，時而創造出假象美好，但這所有的一切經歷，只是為了讓我能夠明白並領悟，我這一生苦苦追尋的「真愛」（無條件的愛），一直都擁有，只是我沒有智慧去明白與發現，我錯認為「受苦與折磨」不是愛，錯認為愛只建立在人生過得好與平安、喜樂、健康，殊不知人生順遂與不順遂都是宇宙給我們的「無條件的愛」。

我要為人生中所有一切的發生負責任，因為我的「意念」才是始作俑者，是我的意念創造我人生中的喜怒哀樂，也唯有自己的意念能夠扭轉人生，真正脫離我認為的人生很「苦」，我要帶著原諒與愛前進。無論好壞，凡走過必留下痕跡，凡做過必產生「業力」，唯有提升自己才能真正往光之道路前進。

6-6 懺悔後的省思：原來對母親的漠不關心是我的報復

二〇二〇年十二月二日。

對母親懺悔後三個月，我彷彿愈來愈能夠理性的看待我和母親之間這一世的相處模式。十二月二日這天晚上，我回憶起媽媽曾經為我做的每一件衣裳，煮的每一頓餐，我更深刻地感受到她對我的付出、關懷與愛。母親生前我怎麼從來就沒發現呢？也就是這個時刻我意識到——啊，原來我之前一直不承認我和母親這一世之間有相處不好或是撕破臉的吵架關係，我遲遲沒有發現我內心對她是有恨的原因，我復仇的方式是對母親的狀態漠不關心，原來這是我的錯。

當我意識到這點後，心疼又羞愧的淚留滿面。其實我的父親對她不是很好，脾氣差，講話也時常羞辱她。我小時候，父親只要一個不高興，便會將母親辛苦煮好的一桌飯菜全部打翻，當時還是孩子的我，站在旁邊望著這種景像不知所措，而母親則是邊哭邊跪在地上收拾。這樣子的狀況不只發生一次，可是我始終沒有挺身而出，我從來沒有因為爸爸羞辱媽媽這件事情說話，我從來不曾保護過她，而我給自己的理由是：我也很害怕爸爸。是的，我的爸爸很兇，但是並沒有不可理喻。我們姐妹三人小時候也時常挨爸爸打，但大都是因為我們吵架或做錯事，爸爸並未可怕到我不能站出來為媽媽說話，可是我從來沒有為媽媽出過頭。

媽媽自殺的那一週，因為與爸爸吵架，（那也是爸爸最後一次罵她），媽媽對我說：「我很恨妳爸爸總是用言語羞辱我，我這一生受夠了。」即使如此，我也沒有站在媽媽的立場上安慰她。而這就是我的復仇，我內心對母親有恨的最大證據，不論母親發生什麼事，我下意識裡想的都是：「事情會變成這樣，都是妳的錯！」我總是譴責母親，未曾理性的思考過父親的行為是對的嗎？我的復仇心蒙蔽了理性，而這「都是妳的錯」的想法就是我對她的恨。

反觀我先生和其他人，包括我自己的女兒，當我先生對我說話大聲時，我女兒會立刻說「不能欺負媽媽」；我先生在他母親傷心時會安慰她並給予各種幫助，可是我呢？我不記得我為母親做過什麼事，我唸國小的時候，有一回爸媽冷戰，媽媽短暫搬到三樓的房間自己睡；宵夜時間，我們與爸爸商討著要吃什麼時，在三樓的媽媽聽見我們的對話，隔天早上她對我說：「我很心寒，家裡都沒有人關心我會不會餓！」而我當下的反應是，「妳肚子餓，為什麼不下來吃東西，誰叫妳要生氣，跟我有什麼關係呢？」諸如此類的事件，不計其數。而我如今才看清楚自己的所作所為，也才懺悔對母親「漠不關心」是我最大的錯誤。當我看清楚自己的錯時，一瞬間也對父親盛怒，覺得身為一個男人，他真是太過分了，但冷靜的思考後又很快地放下，因為我發現自己只是在推卸責任，爸爸成為我出氣的對象，我理解目前能夠做的最好方式，是向我所有的家人說出這段內容，特別是我的父親，也唯有如此才能提升他的振動頻率。

6-7 媽媽的改變與成長

媽媽來到至青老師家之後，有了幾次與老師的對談。自從媽媽去世後，我從來不曾想過還能與她再見面、說話，甚至幫助她提升。如今對我而言，我已然明瞭「她」

曾經是我的媽媽，她有她的人生要面對，有她的業力需要平衡，我非常感動與開心，能夠由此機會幫助到她，而不是延續我們之前彼此報復的緣分。

以下對話用「至青老師」代表吳至青老師，「葛媽」代表我的母親，「葛瑞絲」是我，「羅」是我先生。

二〇二〇十月一日。

至青老師：「妳看看大帥（另一個非人，請參閱本書第七章），那個拿饅頭給妳吃的男人，大家都是這樣呀，做了很多錯事但自己不知道，也不願意承認，但後果出來了，沒辦法躲避的。」

葛媽：「我老公不會原諒我。」

至青老師：「任何時候，妳想要人家原諒，最好先找出為什麼需要被原諒，找出到底自己錯在哪裡。大部分的人在活著時候都不認為自己有錯，因為錯的本源大都不在這一世。不過妳已經死了，比較容易知道自己錯在哪裡。

「我們如果把時間往前推，在妳和妳老公的上上一世不是夫妻關係，之前是完全不一樣的關係。妳做了某些不好的事情，傷害了他愛的人，比如說可能是葛瑞絲，他記恨在心，但不知道自己在記恨，只要他不知道記恨是錯的，他變成妳老公的時候一定會討厭妳，一定會對妳不好，因為他來做人其中的一個目的就是報復啊！而妳在那一世知道自己做了壞事，妳不能原諒自己，但還是希望有機會補償，所以你們兩個在這一世做了夫妻；他是男的地位比較高，而你是女的地位比較低，這樣他比較容易報復，因為地位高的比較可以欺負地位低的。

「妳看，妳是以前（就是上上世）不能原諒自己，而妳老公是這一世（妳的上一世）不能原諒自己。妳知道嗎？當妳現在原諒自己的時候，他也會原諒自己，為什麼我說他不能原諒自己，因為妳的自殺，讓他覺得自己很對不起妳，他也對妳做過錯事，所以到底誰對不起誰？到底誰是始作俑者？我們永遠不知道。

「在這一世，妳怕他不原諒，因為妳是他的老婆，地位比較低。在我們人間大家都認為，女人比較不可以犯錯，比較不可以被原諒，所以妳怕他不原諒，但在更久以前的很多世，你們不是老公老婆，妳永遠不知道你們是什麼關係，只要你們不覺悟不原諒，就一直循環，不是你對我不好，就是我對你不好，對不對？

「他這一世對妳態度這麼惡劣，妳還去自殺，妳需要他的原諒嗎？不需要呀，他還需要妳原諒他呢！所以，不需要他原諒妳，妳需要先原諒自己，因為那是源頭，先找出妳錯在哪裡，不管是誰的錯，先只找自己的錯，不要分心去找別人的錯，不管怎麼樣，我們就先放掉所有的不原諒就好。」

葛媽：「我這一世做了那麼多的好事，服務這麼多人，對別人很慷慨，給他們很多很多東西，難道這樣不能算贖罪嗎？」

至青老師：「不可能，人怎麼可能贖罪呢？罪怎麼可以贖呢？」

葛媽：「那我做這麼多為什麼？」

至青老師：「妳做的好事，將來一定會有好報。但妳後來做的好事，不可能勾銷妳以前做的壞事。」

葛媽：「那我為什麼要做呢？」

至青老師：「妳不做好事而做壞事的話，將來會有更多不好的事發生。」

葛媽：「所以，我到底要怎麼原諒自己？要怎麼放下我的怨恨？」

至青老師：「是，妳現在承認了，妳有怨恨，對不對？所以妳還說自己是個很好的人？很善良的人嗎？」

葛媽：「很好的人也可以恨的呀。」

至青老師：「對，當然。所以妳可能對很多人有愛又有恨。我們不講善良不善良，說實話，妳對很多人有愛，像妳對女兒有愛，妳對丈夫也有愛呀，但妳同時也有很多恨，只是妳沒察覺自己有很多恨，每一個人都有，就像妳的女兒葛端絲，她不知道自己對妳有恨；我跟她說了很久，她不可能沒有恨，但她就察覺不出自己有恨，她已經進步到今天這個程度了，還是察覺不出來自己的恨，造成她的病痛，原因就在這裡。」

葛媽：「她還是比我聰明很多，她有上學、有學識，我什麼也沒有，我連小學都沒有畢業。」

至青老師：「這是為什麼呢？因為妳過去所做的壞事，使得妳這一世變成一個無知、沒有知識的人，所以妳最重要的是現在要學很多知識。」

葛媽：「不是的，因為我爸爸很小就死了，所以沒有錢上學。」

至青老師：「為什麼妳出生在一個沒有錢、爸爸早逝的家庭，有它的原因。因為妳以前所做的錯事。這一世其實是上天給妳機會，到這個地方，出生在一個貧苦人家，爸爸很早就死了，讓妳在這個環境能夠經歷一些錯誤，然後從錯誤中學習。為什麼我這麼說呢？因為一個人在困苦的環境長大，他可以變得無知，也可以有知，有很多人在越無知、越窮的環境，他能夠自己奮發，努力讀書讓自己得到很多知識，但妳沒有。」

葛媽很傷心，崩潰的大喊：「我不是的，不是的！」

至青老師：「是的，是的。」

葛媽：「不是的，我沒有業報，我沒有業報。」

至青老師：「不可能，妳沒有業報，今天就不會到這裡來。」

葛媽：「妳就沒有業報。」

至青老師：「我當然有，每個人都有，我是有我的，但我的路跟妳們不一樣。」

葛媽：「我想走妳的路，不要再走我的路了，我走的好累，我都走錯了（指自己累世）。我不想再承受業報。」

至青老師：「妳必須承受業報，不可能逃脫的，它永遠跟著妳，以前所做事情的業報永遠跟著妳。」

葛媽：「妳不知道以前我做多少壞事，我殺了很多人，我殺了一整個軍隊。」

至青老師：「妳開始說了，很好，願意說了，妳開始願意承認，願意懺悔，這非常好。」

葛媽：「我自己也殺了很多人，殺了很多婦女。我是個魔王，我就是一個魔鬼。」

至青老師：「是的，所以妳如果想要到我今天這樣子，要很久，但沒關係，妳只要有決心，只要看得清楚這一點，現在就要培養自己的慈悲心，妳不要再殺了，好吧？」

葛媽：「不殺就可以嗎？」

至青老師：「不只是這樣，妳要培養愛，但『不殺』是最先決條件，一定要先有不殺，不傷害，不要傷害。」

葛媽：「但是我不知道怎麼不殺，我一生氣，我就想全部殺了！」

至青老師：「所以，不要生氣。」

葛媽：「但他們對我不好！」

至青老師：「但是像我，別人對我不好，我就是接受。」

葛媽：「他們有什麼資格對我不好？」

至青老師：「因為妳覺得自己很重要。」

葛媽：「難道我不重要嗎？」

至青老師：「妳不是不重要，難道別人對我生氣的時候，我接受，完全不生氣，是因為我覺得自己不重要嗎？不是，我很快樂的接受。」

葛媽：「為什麼？」

至青老師：「因為我看到他們的無知。他們因為無知，沒有知識，他們因為不懂才會生氣，所以，妳要是懂很多道理以後，幾乎就不會生氣了。」

葛媽：「所以，不懂才無知，妳是說我無知嗎？」

至青老師：「是的。」

葛瑞絲：「我媽媽反應挺快的嘛。」

至青老師：「妳是無知啊！」

葛媽：「我沒有無知。」

至青老師：「妳看，妳馬上就生氣了，很容易生氣，一生氣就要報復。」

葛媽：「我沒有無知，我只是不懂，沒有人告訴我。」

至青老師：「那就是『無知』，不管有沒有人告訴妳，就是無知，『無知』只是一個形容詞，不是在罵妳。」

葛媽：「妳怎麼就沒有無知呢？」

至青老師：「因為我已經培養『有知』很久很久啦，幾千萬、億年了，妳想要跟我一樣，當然可以，有一天妳會走到跟我一樣的地步，要很久很久，因為妳還有很多業報要接受，所以妳必須了解這一點，這就是知識，就是『有知』。」

葛媽：「難道沒有什麼法力、魔力可以讓我不受這些業報嗎？」

至青老師：「沒有。這是宇宙的原則，沒有任何人，或法力，或任何神，可以幫助妳逃脫自己的業力，因為業力是妳招來的，得自己嚐受。」

葛媽：「但是妳昨天早上對旁邊的那群人（「孩子的媽媽」那一群，請參閱本書第十章）說，上面的神可以很久以後才有業報。」

至青老師：「是的，祂們為什麼能夠得到那個時間上的好處？因為祂們住的地方，祂們那個階級的『神』可以活很久。神有很多不同階級，每個階級的『神』的壽命都不一樣，我們人間，我現在在人間。人間就是地球上面，地球繞太陽一週是人間的一年。『孩子的媽』說的『神』，這些神的星球繞太陽一週是三千六百年，祂們的平均壽命是繞太陽的一百二十倍，所以三千六乘以一百二十等於四十三萬年，也就是他們的壽命是我們的四十三萬地球年。」

葛媽：「所以真的沒有別的辦法……」

至青老師：「沒有辦法，所以這是知識，妳必須了解。了解了以後，便知道沒有任何或其他的神可以幫助妳。」

葛媽：「我不能像神一樣，但像我女兒葛瑞絲這樣可以嗎？我要怎麼做？」

至青老師：「妳必須要增長智慧，必須要學習很多知識。現在妳跟我講話的時候，就已經在學了，剛剛妳學到了必須面對，必須承認自己犯過錯，不要再自己騙自己──『我是非常善良的，為什麼我的命運會這樣？為什麼他們要這樣對我？』沒有任何人要這樣對妳，今天走到這個地步全是妳自己創造出來的。這是妳今天學到的。其實妳早知道了，只是妳不願意承認。這就是妳今天學到的，一天一天的學。」

葛媽：「我覺得我好像一個傻瓜，每一世都想逃，逃這些業報，但我每一世愈來愈苦。」

至青老師：「對的，妳懂了。」

葛媽：「我為什麼這麼蠢呢？」

至青老師：「這就是懺悔，可以把覺悟帶出來。覺悟會讓妳在接受這些不好業報的時候，感覺好許多。業報不可能消失，妳去面對、承受，就會感覺好多了。這種感覺跟妳在不知道、不願意接受時不一樣，不知道的就是無知的情況，是很痛苦的，但是妳現在明白，在學到知識以後，即使業報來了，都很甘心的接受，因為妳知道這是必然的結果。」

葛媽：「妳知道我有很多手下嗎？」

至青老師：「當然。因為妳殺了很多人，所以妳曾經有很多手下。」

葛媽：「所以他們都會幫我，但他們不能幫助我逃脫業報，我覺得他們沒有用。」

至青老師：「對的。」

葛媽：「但我又覺得他們很可憐，所以，他們也可以來這裡接受妳的幫助嗎？」

至青老師：「當然可以。他們也需要學習，跟妳一樣。」

葛媽：「可是他們現在是昆蟲，是蝙蝠的樣子。」

葛瑞絲：「老師，媽媽現在身後出現了好多蝙蝠。」

至青老師：「沒關係。一樣的，因為他們的業報。」

葛媽：「他們聽得懂嗎？他們是毛茸茸的動物呢。他們好可憐喔。」

至青老師：「只要他們聽得懂，歡迎他們留下來，等我們一起上課。」

葛媽：「可是我們有很多人，不是人吶，就是很多。妳不怕我們傷害妳嗎？」

至青老師：「不怕。我想你們大概傷害不到我。」

葛媽：「我不敢傷害妳，妳是我的救命恩人。」

至青老師：「他們也不會傷害我的。」

葛媽：「那好，我叫他們來。還有一條很大的蛇。他是我以前最主要的將軍手下。他替我殺了很多人。但是他比我還固執。我平常就只是打他。」

至青老師：「啊，難怪他那麼固執。」
葛媽：「不能打嗎？」
至青老師：「不能打，不要打，不要傷害，記得喔，不要傷害。」
葛媽：「可是我不會教啊，不聽話，我就是打。」
（我媽媽在生前並沒有打過孩子，唯一記得我小時候她曾經打過我一巴掌而已。）
至青老師：「妳可以勸他們，但不要傷害他們，不要打，打就是傷害。」
葛媽：「我說什麼好呢？我說的話很難聽。」
至青老師：「妳告訴他，妳錯了。」
葛媽：「我？怎麼可能，我是高高在上的人。」
至青老師：「不行，妳得跟他們說，『我對不起你們』，因為妳曾經傷害他們。」
葛媽：「我做不到。」
至青老師：「那可能是他為什麼變成一條黑蛇最大的原因。」
葛媽：「難不成也是我的錯嗎？」
至青老師：「是的，妳當然難辭其咎。」
葛媽：「唉。」
至青老師：「所以不要再想傷害任何東西，妳的想法一定要改變。」
葛媽：「我不知道上天為什麼讓我活著一世又一世。」
至青老師：「因為上天非常慈悲。」
葛媽：「可是我這麼壞。」

至青老師：「從現在開始不要再壞了，就這麼簡單。」

葛媽：「可是我不會，我沒有不壞過。」

至青老師：「就繼續努力，繼續努力變好。首先不要生氣，不傷害。絕對不傷害，不管是妳講的話，妳的想法，都不傷害。」

葛媽：「好難。」

至青老師：「但是妳一定要開始學。首先要跟妳的部下說對不起——『我從前這麼傷害你們，我現在跟你們對不起，請原諒。』」

葛媽：「對不起。」

至青老師：「太好了。妳一定要這麼做。」

葛瑞絲：「然後媽媽怕他們（手下）攻擊她。」

至青老師：「不用怕。妳在這裡不會受攻擊，我們這兒有好多好多好多的神佛，連玄奘大師也在這裡。」

葛媽：「妳要保護我喔。我真的做了很多壞事，我叫他們都出來，跟他們懺悔，但妳要保護我。」

至青老師：「是的。妳放心。妳去跟他們道歉、跟他們懺悔，因為妳真的傷害他們很多。」

葛媽：「首先我要跟我女兒說對不起。」

至青老師：「好。太好了。妳女兒早就不恨妳了，她很愛妳的。」

葛媽：「還有其他兩個女兒。我很抱歉，沒有把她們生好，讓她們有殘疾，我常常在心裡虐待她們，雖然沒有表現出來，但很多次我都想要殺死她們。」

至青老師：「現在就跟她們道歉。」

葛媽：「我很抱歉。」

至青老師：「妳把剛剛跟我說的話，都跟她們說。妳曾經有很多次想殺死她們，也跟她們說。」

葛媽：「我想拿菜刀殺死她們，一刀一刀把她們剁掉，我很抱歉。我覺得她們讓我很丟臉，耳朵怎麼會聽不見，太丟臉了！她們讓我很沒有面子，我想殺了她們！然後我的小女兒，每次她衣服穿得很少的時候，我也想殺了她！對不起。我覺得她穿那麼少，實在是太……勾引男人這件事，實在太不好了，我想剁了她。還有很多我其他的朋友。我覺得他們看不起我的時候，我也想殺了他們。」

至青老師：「妳現在知道這是錯的，第一步先去跟他們懺悔，跟每一個妳有殺意、想要傷害的人，妳都去跟他們懺悔，一個一個一個，請他們原諒妳。」

葛媽：「好吧。」

至青老師：「包括妳的部下，很好，一個一個跟他們道歉。」

葛媽：「我為什麼會想殺人呢？很多人生氣就只是生氣，為什麼我會氣到想殺人呢？」

至青老師：「因為妳的過去世有這樣的歷史。因為妳從來都無知，不知道要控制自己的行為跟念頭，因為不了解，一生氣就會想要傷害，所以無知是很嚴重的。無知，我剛說的無知就是沒有知識，不懂就是無知。很多人做很多壞事，不是因為他真的想要殺人，而是他無知，像妳一樣。妳今天這個問題問得真好，光是無知，就可以讓人變得這麼殘暴，這麼想殺人，然後妳的果報就來了。所以從現在開始要學，妳剛剛已經上了一堂很棒的課，因為妳已經從無知，變成有一點知識了。」

葛媽：「吳至青，我好佩服妳，妳都沒有過想要殺人的念頭。」

至青老師：「沒有。以做人的經驗來說，好像沒有過，我從來沒有想殺任何人，愛都來不及了。」

葛媽：「我好想像妳一樣。」

至青老師：「有一天妳會像我一樣的，不過要很久。」

葛媽：「我也不想再覺得自己可憐。」

葛媽：「我不想要再自怨自艾（ㄞ丶）。」

至青老師：「好。我們叫自怨自艾（一丶）。妳可以有一天會像我一樣。」

葛媽：「像妳剛剛糾正我，我就生氣了。怎麼辦？」

至青老師：「妳知道自己生氣了，這也是很好的事。」

葛媽：「我這樣是不是無藥可救？」

至青老師：「不會，生氣是必然的。妳女兒也一樣，她也會生我的氣，因為她也無知。」

至青老師：「妳經歷過的事，生氣或怎樣，妳女兒也都有，但沒關係，犯錯很好，我們可以從錯誤中學習。我們做人，一定要犯錯，重點是犯了錯以後，能不能改過，這個才是重點，不要一錯再錯。」

葛媽：「我覺得她挑的這個老公很不好，老師，妳應該勸她離婚。妳怎麼會看著她受苦呢？妳這個做老師的這樣不太好，不太對。」

至青老師：「她老公是來幫助她成長的。」

葛媽：「她老公這麼笨，什麼也不會。我女兒不是這麼可憐嗎？她跟我在一起已經可憐，還嫁給這個人，她更可憐。」

至青老師：「我們人生碰到的任何不太好的情況或是人，他們出現都是有原因的，那原因都是刺激我們成長，讓我們學習，所以他這麼笨，也是讓妳女兒學習的一個好環境。」

葛媽：「好在我女兒還有一點點價值，不然我真的覺得她的人生夠可悲了。」

至青老師：「不會。因為妳女兒犯了很多錯，所以她到這一世來，必須要讓這些錯有機會顯現出來，好讓她自己再度犯錯，錯了以後，她才看得見，她為什麼會嫁這樣的老公，藉著這樣才能刺激自己去犯錯，把自己的錯處顯現出來，她的命運才會不好，命運不好了以後，她才有機會看見自己錯在哪裡。」

葛媽：「像我嫁不好的老公也是這樣嗎？」

至青老師：「是啊。」

葛媽：「但我沒把握機會，就去死了。」

至青老師：「可惜了，我為妳感到惋惜。所以妳死的結果就很不好，對不對？」

葛媽：「如果我沒有我女兒的話，到現在都還很悲慘嗎？」

至青老師：「嗯。妳沒有女兒的話，那是一個我們無法想像的情況，也不是真實發生的情況，所以就別想了。但是妳有這個女兒，的確很幸運了。」
葛媽：「我也要感謝她。」
至青老師：「她現在已經改正了，不再恨妳了。」
葛媽：「我還要感謝她。」
至青老師：「當然。」
葛媽：「所以下一世她就不會再來跟我報仇了，對嗎？」
至青老師：「對的。」
葛瑞絲：「哈哈哈。我不會。妳放心。」
至青老師：「她不會再跟妳報仇了。」
葛瑞絲：「媽媽不怎麼相信我的話，但她相信老師您的話。」
至青老師：「她不會再跟妳報仇，因為她已經成長了，妳自己也必須成長，不然妳還要向好多人報仇，而且好多人還要報他們的仇到妳身上。」
葛媽：「那太可怕了！」
至青老師：「每個人都成長了，每個人都可以避免別人報仇，而我也不會去找人家報仇。」
葛媽：「要感謝生命中的每一個人，不管他們是誰，不管他們對我如何。」
至青老師：「妳看現在站在最前面的那個外國人，他拋棄他老婆，他老婆沒生氣，也不想報仇……」
葛媽：「他拋棄他老婆是好事耶。」

至青老師：「為什麼？」

葛媽：「把他老婆丟掉，是好事，這個人這麼差，他老婆要感謝他，要珍惜他丟掉自己這件事情。」

至青老師：「妳如果能從這個角度看，也知道妳生命之中碰到的任何人……」

葛媽：「但我沒有遇到像這個這麼壞的。」

至青老師：「妳剛剛雖然批評妳女婿，但也知道妳女兒碰到他是非常好的事。」

葛媽：「我的女婿就是笨。」

至青老師：「一樣啊，對妳女兒來說，笨跟壞都是不好的。」

葛媽：「所以我希望他也丟了她。」

葛瑞絲：「媽媽，這樣不太好。」

葛媽：「沒有辦法嗎？我沒有生氣，我只是想發願，看看他能不能丟了她，可以嗎？」

至青老師：「不行，連這樣的想法都要禁掉，因為這個，其中一定會有人受傷。我們不要有任何念頭去傷害任何事情、任何人，懂嗎？」

葛瑞絲：「老師，眼前媽媽和我印象中的媽媽不太一樣。我不太認識這個人，媽媽沒有講過那麼多話，但有一點是一樣，她平常會罵姐姐、罵老公，批判心也是蠻重的，大概也是這種語氣，還說不要嫁給這種人。這個人配不上妳，大概也是這樣。」

至青老師：「今天晚上和媽媽講上話了。」

葛瑞絲：「嗯。我完全不知道她很生氣時會有這麼多惡的、殺的念頭，這就解釋了她為什麼不能原諒自己。」

至青老師：「是。」

葛瑞絲：「最後連自己都殺了！」

至青老師：「是。」

葛瑞絲：「好奇怪喔。」

至青老師：「奇怪什麼？」

葛瑞絲：「不知道，和媽媽的內心講話，感覺很奇怪，對話很真實，對我而言是沒見過的那一面，她好坦白。」

至青老師：「她在跟妳爸爸和跟妳的那一生裡，她自己的本性，或說她一世又一世所累積下來的性情或人格，沒有機會顯露出來，因為你們之間的業力太重了，這一世基本上是來『還債』的，她的本性被壓抑著，出不來。所以妳才會說，現在這個人好像不是妳認識的那個媽媽，因為那個媽媽是很壓抑的，無法自由表現出自己殘暴的那一面，妳看她的丈夫，就是妳爸爸，對她不好也對她兇，她是個女人，社會地位比丈夫要低，所以在家裡不可能比丈夫還兇，必須壓抑自己殘暴的那一面。」

葛瑞絲：「對。我認識的媽媽就是不怎麼說話，跟我們在一起的時候，話很少，盡量把我們餵飽，類似一直在討好、付出。只在我跟她獨處時，她會抱怨自己人生，但就是抱怨，不是和我對話，她講自己的故事，但都是氣話、恨，恨這些人為什麼對她這麼差，跟她剛和妳說的話有點像，只是她沒說要殺了他們而已，但我知道她很氣。」

二〇二〇年十月十七日，與媽媽對話。

至青老師：「妳要努力去想自己到底做錯什麼事，只要不是從愛的出發點做的事，一定是錯事，只要是妳想殺的，一定是錯事，妳想傷害的，絕對是錯事。」

葛瑞絲：「媽媽的眼神有很多像閃電一樣的怒氣出來。」

至青老師：「怒氣會讓妳情況更糟，妳的這個憤怒一定要去掉。那些『孩子的媽媽』那一群往前了一點，可能妳媽媽自己沒有往前（往前進可能代表有所成長），所以嫉妒了，生氣了。」

至青老師：「妳看到別人的好，應該為他們高興，但妳看到別人好反而生氣。」

葛媽哀怨：「妳不幫我。」

至青老師：「沒有任何人可以幫妳。我不能幫妳，不是我故意不幫妳，妳一定要幫自己，幫自己的方法就是妳要想通。」

葛媽：「我不是想通了嗎？」

至青老師：「妳哪有想通？」

葛媽：「我想通我是個惡魔。」

至青老師：「妳要改啊！不然沒有其他的方法。」

葛媽：「可是我不會，我沒有做過惡魔以外的事情。」

至青老師：「生出感激可以嗎？心裡真的謝謝任何人或事。」

葛媽：「我感激讓我變成惡魔的人嗎？」

至青老師：「終有一天妳得感激他們，因為妳變成惡魔是有原因的，是妳讓自己變成惡魔。」

葛媽：「可是我就是想殺呀！」

至青老師：「殺的想法一出來就會馬上讓妳變成惡魔，如果妳想脫離惡魔的狀態，妳得從現在開始不要想殺，我知道很難，但妳可以用其他的東西來代替這方法，比較容易。」

葛媽：「像什麼？」

至青老師：「像現在馬上感激，想想看，妳可以感激誰？我不幫妳講。」

葛媽：「感激我女兒嗎？」

至青老師：「當然啊！」

葛媽：「還有，我在這裡還蠻氣的，這裡有一點苦，又不能殺。」

至青老師：「妳沒辦法感激的話，只好這樣下去，妳想殺就繼續痛苦下去，妳唯一的辦法就是不要再想殺。」

葛媽：「我可以不殺，不過妳要讓我到前面去。」

至青老師：「不可能。不是我不讓妳去，而是我根本沒有能力，想到前面去只有停止恨。停止殺念，他們為什麼能到前面去，因為他們不再恨了。妳恨到極點就會想殺，妳現在已經到極點了，還不肯放下，一定要放掉妳的恨意才可能到前面去。」

葛媽：「他們沒有我的能力。」

至青老師：「那個『能力』一點都不重要，妳的能力一點都不重要，能夠上去的人沒有人是靠恨、靠殺的能力，我很沒能力耶！」
葛媽：「不過我很喜歡流血的味道。」
至青老師：「如果妳還是這樣子，就永遠留在那個程度，永遠痛苦！脫離痛苦的唯一辦法，就是妳要了解，不可再動殺念，不可再生氣。」
葛媽：「我不生氣，只是享受！」
至青老師：「糟了！妳已經走上一條不好回頭的路，趁現在還可以回頭，趕快回頭，就是停止殺！停止殺念！我說的是，殺的念頭。」
葛媽：「血讓我開心興奮。」
至青老師：「我理解，但沒有辦法，因為被妳殺的人會恨妳，有一天會報復妳的，如果他們不報復妳，天理也會主持公道來『平衡』能量，等於替他們來報復妳的。那個時候妳也會被殺無數次，妳殺多少次、多少人、多少動物、多少其他的東西，就會反過來被殺多少次，嘗多少被殺的痛苦，這是一定的。」
葛媽：「可是我沒關係啊！」
至青老師：「妳真的要這麼嘴硬嗎？對妳完全沒有幫助的。妳得開始感謝，什麼其他的東西都不再想，心裡只想要感謝，就這樣，妳沒有其他任何的路可以走。」
此時我看見媽媽的表情有些心虛，不好意思的低著頭，但對被老師看穿這件事內心感到一股溫暖。
葛媽：「不過，我好難記得生命中美好的事情。」
至青老師：「一定有，妳能講幾個給我聽嗎？」

葛媽：「我記得好像有過，爸爸媽媽餵我吃飯的時候，我覺得很感動。」

至青老師：「妳能感謝他們嗎？」

葛媽：「可是那個感覺稍縱即逝。」

至青老師：「喔！那當然。但是妳抓住每一個稍縱即逝的感受的話，慢慢地那個稍縱即逝，再加上一個稍縱即逝，再加，再加，有一天就有幾千萬個稍縱即逝，幾千萬個稍縱即逝加起來就是愛，就是原諒，就是不報復，就是不殺，就是感激，那個時候妳自然就會到前面去了。妳不需要去求要到前面去，自然就往上走了。」

葛瑞絲：「她也想起來了，她的愛人抱過她，那種擁抱的溫暖。」

至青老師：「多好呢！妳就想想被人抱的溫暖。」

葛媽：「孩子出生的時候很小喔！摸著孩子的臉覺得很幸福，做飯給別人吃的時候也覺得很幸福，但是很快就發生很多令我不舒服（不開心）的事情。」

至青老師：「人生就是讓妳盡量去想這些好事，妳在裡面也會得到快樂。」

葛媽：「所以，我只要一直想這些好事就好了嗎？」

至青老師：「是的。」

葛媽：「好的都忘了。」

至青老師：「妳不要忘記好事，不要只想著壞事，發生在我們的身上有好事也有壞事，我今天能夠比妳認為的能力強，是因為妳看到好多人來找我，那是因為我比較會想好事，我很難去想壞事。」

葛媽：「我買一個包包也覺得好開心可以嗎？」

至青老師：「可以，當然可以啊！」

葛媽：「那不算是欲望的一種嗎？」

至青老師：「如果買包的錢是妳的，不是偷來、搶來、殺人、恨某人得來的話，當然可以啊！是正當手段，當然是可以的。」

葛媽：「我以前總是亂花錢。」

至青老師：「不過妳也為妳的女兒花錢，不是因為妳心裡愛她嗎？妳那時候愛她，所以她要的東西妳就買給她，因為妳愛她呀！這是愛啊！這就不算是亂花錢。所以妳也有愛人的時候。記得這些時刻，這種愛的感覺，記得它們。」

葛瑞絲：「媽媽好像好一點，感覺正常一些。」

至青老師：「不然妳永遠到不了前面。記得，盡量去想好的事，讓妳感動的事情。」

葛媽：「我很想念我的爸爸。」

至青老師：「是的，妳也被愛過。」

葛媽：「但是他很早就死了。」

至青老師：「為什麼會這樣，妳知道嗎？」

葛媽：「不知道。」

至青老師：「因為妳以前做的壞事，所以妳不能享有這些，來的愛也很短，爸爸不能陪妳繼續走下去。」

葛媽：「所以，我不做壞事，就能擁有較多的愛嗎？」

至青老師：「當然。妳看給我愛的人多麼多，每一個人都給我愛。」

葛媽：「妳本身很有愛，妳旁邊的人不太有愛。」

至青老師：「妳不能把我想得跟其他人一樣，我的任務特殊一點，我做的事情都是最困難的。一般人不是這樣的，妳給的愛多，收到的愛也會很多。」

葛媽：「妳可以愛我嗎？」

至青老師：「我當然會愛妳啊！我怎麼會不愛妳呢！最初是聽葛瑞絲講到妳，我知道起初她是恨妳的，是我後來慢慢把她帶出來，讓她懂得愛妳，所以妳怎能說我不愛妳呢？如果我不愛妳的話，我就沒有這個智慧去跟她說，也沒有智慧看出她當初是很恨、很氣媽媽，但是她現在不生氣了，妳看她今天多好，妳女兒也愛妳啊！」

葛瑞絲：「愛妳啊！」

（我先生羅也在場，他也說：「愛妳。」）

至青老師：「大家都愛妳，記得這些好的感受。」

葛媽：「不過，妳們都沒辦法陪我在這裡啊！」

至青老師：「沒有任何人能陪另外一個人，這條路都是一個人走的。」

葛媽：「我不想一個人，因為我怕一個人，非常非常害怕一個人。」

至青老師：「妳得學習怎樣不害怕。」

葛瑞絲：「她現在在發抖！」

至青老師：「在妳之前，我們跟大師在講話，他以前也一樣很害怕、會發抖，但他懺悔了以後就不一樣。」

葛媽：「我看他現在挺好的。」

至青老師：「但以前不是。」

葛媽：「他做了很多好事。」

至青老師：「所以妳也可以做好事。想著這一點就好，妳也可以做好事，有一天就會跟他一樣。」

葛媽：「我不知道什麼是好，什麼是壞。」

至青老師：「其實妳是知道的，只是嘴皮子硬，妳不去想殺、不去想傷害，我們不用這個字眼好了，用『傷害』，不要去傷害任何人，不要傷害任何事情。」

葛媽：「我愛身邊的花花草草跟蟲子可以嗎？」

至青老師：「當然可以。」

葛媽：「我也可以愛那些已經走得比我前面的人（指『孩子的媽媽』那一群）嗎？不討厭他們。」

至青老師：「當然可以。我剛剛不是說了嗎，不要看到別人比妳好的情況就忌妒生氣，這樣子就不是愛。看到人家做好事，我們就『隨喜讚嘆』，妳就隨口說：『他做這事真好』，只要這樣想就好了，這就是愛！『啊！他做的事多好啊』，妳看到有人愛他身邊的花花草草、蟲子，妳說『這個人好愛花草，真好』，就稱讚一句。」

葛媽：「這樣就可以嗎？這就是愛嗎？」

至青老師：「對，從這裡開始，愛有很多層次，但是妳從基本的做起，慢慢的，每一件事都從最基本的做起，很快妳就有很多大愛。」

葛媽：「我活著的時候很常說，不過大家都不怎麼理我。」

至青老師：「我想妳不是真心的吧！」

葛媽：「被妳發現了，我是有目的的，希望他們喜歡我，所以我說『愛』。」

至青老師：「現在，由衷地由妳心裡發出，這才是真正的愛。只要妳有真正的愛以後，妳前面的路馬上峰迴路轉，妳可能本來會去地獄的，現在不一樣了。記得，從現在開始心裡懷著愛。」

葛媽：「可是，我後面突然出現很多很多孤魂野鬼，穿著白衣跪在這兒，不知道他們哪來的？我不想跟他們在一起。」

至青老師：「妳不想跟他們在一起，妳可不可以先不要討厭他們？」

葛媽：「好，但是他們靠近我，我不敢保證自己不會做什麼事。老師，他們很兇。」

至青老師：「妳別怕，因為他們傷害不了妳。妳已經死了，沒有肉體可以被傷害，不要忘記妳已經死了。」

葛媽有點兇：「我很有能力的喔！妳要記得。」

至青老師：「我知道，但是妳不要傷害。」

葛媽：「這裡有我的手下。」

至青老師：「妳的能力（指傷害能力），我希望妳沒有這個能力，我真的希望妳沒有這個能力。」

葛媽威脅：「妳知道我以前活著時候是做什麼的嗎？」

至青老師：「不知道，我也不想知道。」

葛媽大聲：「我是裁縫師，拿剪刀的。」

至青老師假裝害怕：「那又如何呢？」

葛媽更兇：「有利器、有武器、有武功。」

葛瑞絲笑：「太可愛的媽媽。」

（此時我才發現原來媽媽是如此膽小與沒安全感，她時時刻刻都處在防禦中，裝模作樣地展現厲害與兇狠來保護自己。想到此，我對媽媽有著更多的心疼、同情與同理，在心裡期望媽媽能夠感受到更多宇宙的愛。）

至青老師：「裁縫，是拿著剪刀的人。但那個剪刀可以是中性的，可以變成剪衣服的剪刀，也可以變成殺人的武器，就看妳怎麼用；妳可以把剪刀變成對人有幫助的東西，如果妳一直把它當作傷害別人的工具，就不好了。」

葛媽：「好！那我把剪刀收起來。」

至青老師：「不要讓剪刀變成傷害人的東西。」

葛媽不死心地問：「小刀可以嗎？」

至青老師：「根本不需要，沒有人會傷害妳，我在這裡啊！沒有任何人會傷害妳，妳把小刀收下來。」

葛媽：「我肚子餓了。」

至青老師：「這裡沒有人給妳東西吃嗎？」

葛媽：「我覺得前面那一區的人吃得比較好。」

至青老師：「意思是說妳有東西吃，是嗎？」
葛媽：「就是比較不好吃。」
至青老師：「沒關係，有東西吃就感謝。」
葛媽：「好吧！」
至青老師：「還有人沒東西吃呢，餓鬼道的沒辦法吃到東西，妳只要這樣想，就覺得自己比他們幸運多啦！」

二〇二〇年十月二十五日。
葛瑞絲：「在這、在這，媽媽的位置移到前面一點點了。」
至青老師：「媽媽有話要說嗎？」
葛瑞絲：「她很哀怨的說，妳都不理我。」
至青老師：「哈，妳出來吧，妳說話，自己主動說話，不要等人家來看妳。妳要想辦法跟別人溝通，有什麼需要就說出來。」
葛媽：「我想要再往前一點。要怎樣才能往前？我都沒拿剪刀了，可以嗎？」
（我們聽到這句話後哈哈大笑！）
至青老師：「妳放下刀子，身上也沒有剪刀了？」
葛媽哀怨：「小刀也沒有了。這樣可以往前了嗎？」
至青老師：「妳能不能往前，不是我能決定吧。妳要開始放下一些無知，學更多的知識，之後妳大概就可以往前了。什麼樣的知識呢？就是妳要懂得開始去愛別人。」

葛媽：「我是不是要先原諒我老公？」

至青老師：「當然，妳現在還恨他嗎？如果妳對他還有恨，大概也往前不了。」

葛媽無奈：「我不是恨他，就是看他又笨又醜又黑，什麼也不會，賺的錢也很少，又那麼凶。」

至青老師：「妳其實很奇怪，現在人都死了，還在乎人家有沒有幫妳賺錢？」

葛媽：「我是說生前的時候。」

至青老師：「是啊。那有什麼好計較的呢？」

葛媽大聲：「我沒得到好處。」

至青老師：「妳要得到什麼好處？」

葛媽理所當然：「生前沒有得到好處，我當然就放不下。」

至青老師：「如果妳這層不能悔悟的話，就向前不了，為什麼一定要得到好處呢？我從來沒有想要得到什麼好處，才對那人好、跟那人交朋友。」

葛媽困惑：「可是人不都是這樣嗎？我就是要得到好處，才對妳好。」

至青老師：「從來沒有。所以這是妳做錯的事情，妳想錯了，現在就要改。」

葛媽困惑：「得不到好處，我對妳好做什麼？」

至青老師：「這就是愛。」

葛媽拒絕：「那我愛不了！」

至青老師：「妳愛不了，沒辦法，這我無能為力。」

葛媽：「我現在對誰好呢？我旁邊沒有人。」

至青老師：「這裡好多人，怎麼會沒有人？」

葛媽：「我不討厭他們，只是不喜歡他們不理我。」

至青老師：「喔，這個就是了。」

葛媽：「是要我去理他們的意思嗎？」

至青老師：「妳不要看他們不順眼，當妳說『我不喜歡他們』，就是妳看他們不順眼了。」

葛媽：「所以他們不理我，我還要喜歡他們，謝謝他們不理我嗎？那不是很可笑？」

至青老師：「妳可能要謝謝他們，因為他們不理妳，這是妳反省的機會。他們如果不理我的話，我要怎樣去表達我的善意呢？如果妳開始這樣想的話，就對了。」

葛媽：「我從來沒有這樣想過。」

至青老師：「所以要感激他們不理妳，因為這是妳成長的機會，妳就想，我應該怎樣去表達我對他們有善意。」

葛媽欽佩：「難怪我女兒說妳很聰明。是不是因為妳念很多書？」

至青老師：「是啊。」

葛媽微怒：「我一直跟我女兒說要念書，她都不聽我的話，所以她現在這麼笨。」

葛瑞絲無奈：「現在不是罵女兒的時候吧。」

至青老師：「妳自己也要念書，好嗎？我們都是從笨開始的，沒關係，重要的是從現在開始要改。」

葛媽在老師耳朵旁邊竊竊私語：「老師，我小聲的跟妳說，但妳不要讓我女兒的老公聽到，妳可不可以跟我女婿說，叫他也念書，我看他好像也不太聰明。」

至青老師：「是，他的確不太聰明，他也在念書，他們兩個都已經開始念書了。」

（其實每個人都聽見了，當然也包括我先生。他和女兒在一旁竊笑。）

葛瑞絲：「媽媽好像往前一點了。馬上又往前了一點。我想她理解了什麼。」

至青老師：「好。很好的進步。」

葛媽：「謝謝妳。」

至青老師：「不客氣。每天學一點。」

葛媽：「我也要學妳，男人對妳不好也不生氣。還反過來幫助他們，我現在大概還做不到幫助他們，但我先不生氣。」

至青老師：「不要生氣。絕對不要生氣，生氣就會恨，一恨妳就下地獄了。我們在這裡不談恨。」

葛媽：「我也不記恨我爸爸了。我總是恨他很早死。恨他不照顧我。我想我錯了。」

至青老師：「是的，我們都得自己照顧自己。妳要愛自己，先從自己做起。」

葛媽：「我好希望別人照顧我，但總是沒有人照顧我，總是我要去照顧別人，總是我賺錢給別人。」

至青老師：「不要再講這個了，記得，妳要改掉『想著要從別人身上得到利益』這個想法。」

葛媽：「好，我再也不想，也不抱怨了，我閉嘴。（她做一個嘴巴拉緊，關拉鍊的動作）如果妳再聽到我說抱怨的話，我就剪我的舌頭。」

葛瑞絲：「媽媽，不要再講任何跟刀有關的事情，也不要發這種誓。」

葛媽：「我只想說，我的心意很堅定的意思。」

至青老師：「嗯。很好。」

葛瑞絲驚訝：「喔，她又往前進了一點。」

至青老師：「好棒。像我，我是人嘛，我從來沒有想到要從別人身上得到什麼利益，永遠只是想著，我要給什麼，我的能力能給什麼，只想著給人家好東西，給人家愛，給人家信心，所以妳要學我的話，可以學這個，這是好事。」

葛瑞絲：「媽媽哭了。她剛剛頭上有道光，但我不知道什麼顏色，然後她就掉眼淚，傷心說『阿彌陀佛跟我說，我自己什麼都有，為什麼要跟別人要呢？然後我就很慚愧、很羞愧的哭了』。」

葛媽：「我自己什麼都有，可是我沒有看見過。」

葛瑞絲：「她一直哭。」

葛媽：「我為什麼沒有看過自己的美好呢？」

至青老師：「是，妳是多美多好的一個人。」

葛瑞絲：「她身上掉出來很多利器，各種不同的剪刀、小刀、針、什麼都有，反正很多刀，從全身各處掉出來，掉滿一地，全都是銀色的，暗器都掉光了！哈哈哈。」

至青老師：「太好了。」

葛瑞絲：「剛才，也許那道光是有人跟她講話。」

至青老師：「是。阿彌陀佛也在照顧妳，所以怎麼能說沒有人照顧妳。」

葛媽：「祂對我很好。祂說祂從來沒有離開過我，是我沒有看見祂。觀世音菩薩也跟我說一樣的話。」

至青老師：「是。每個人都被很多神、被整個宇宙在愛著，所以妳不需要跟人家討東西，妳自己有太多寶貴東西了。」

葛媽：「祂說，我本來就擁有父愛，不用執著這輩子的一個人要父愛，我本來就有，又不缺，我為什麼要跟這個人要呢？我太傻了。」

葛瑞絲：「媽媽變乾淨了，她換了衣服，白色乾淨的衣服。她長得不太一樣。他們好像有個一樣的形式，就是變乾淨，白色的衣服，然後頭髮也變黑。」

羅：「變年輕嗎？」

葛瑞絲：「對，然後她的長相變漂亮，似乎和原來的她長的不太一樣。不是我媽媽原來老了之後的圓臉，她的臉本來圓圓胖胖，皮膚不太好，現在皮膚變好也變漂亮了。」

至青老師：「嗯。太棒了！」

葛媽：「下次不用特地來看我也沒關係，我會自己照顧自己。我有話說就會舉手，我會主動。妳這麼忙，不用來，沒關係。我一個人也很好。」

至青老師：「謝謝妳這麼說。我們都愛妳。」

葛媽：「我知道了，妳不說我也知道。」

（我女兒也對婆婆說：「我也愛妳，莎朗嘿（韓文）。」）

葛瑞絲：「我也愛妳喔。」

羅：「愛妳喔。」

葛瑞絲：「她旁邊出現很多卷軸跟書耶，不知道是誰給她的？」

至青老師：「不會是我們的帥哥書生吧？」

對話到此結束。

（後來證實書與卷軸確實是帥哥書生送給媽媽的。）

二〇二〇年十月三十一日。

我們再度與媽媽對話，這一次見到媽媽，她待的位置又往前一些（位置往前一些可能代表她又成長了一些）。當至青老師和媽媽打招呼並關心媽媽最近好不好，葛媽很開心的回說：「很好，很好。」

至青老師：「妳好棒，實在進步太大了，太好了！」

葛媽：「我現在什麼『刀』都沒有囉！」

至青老師：「是，我知道了。」

葛媽：「我很好，就在這裡等上課。」

至青老師：「是十一月二十～二十二號。」

葛媽：「好，這裡會有人帶我們去上課。」

至青老師：「到時候上課見囉！」

（此刻我看見媽媽手上握著一把剪刀，剪著一大塊的布，在為她身旁的其他非人們做衣服。）

葛媽：「他們的衣服太破舊啦！」

至青老師：「太好了，謝謝妳！」

至青老師告訴我們，她上次對媽媽說，剪刀是中性的，可以拿來做衣服，也可以拿來傷害人。當我看見開心又熱情拿著剪刀為他人做衣服的媽媽，內心非常感動，記憶中的媽媽是極度缺乏愛、安全感、也非常怕孤單，但也有很多的時候，媽媽是熱情、溫暖與友善的，對於她能夠感受到片刻自性本體的愛，想起自己有多麼的美好與接受自己「一個人」，甚至放下她爸爸在她年幼時就過世這件事，我真的很高興。我想「高興」兩個字是沒有辦法形容我的激動，我真心為她的轉變鼓舞，我們所有的人都為她感到興奮與開心。

在此要謝謝媽媽願意說出心裡話，謝謝至青老師智慧的話，讓我從中受惠許多，也再次學習到「愛」就只是單純給予，感謝媽媽這一生對我的照顧，謝謝您，我愛您！

Chapter 7

一場中陰奇幻之旅

7-1 告別式

在至青老師的課程中聽聞「中陰聞教救渡大法」好多回，但課堂上的知識對我而言都極度抽象。直到二〇二〇年九月七號，參加一位朋友大帥（化名）的喪禮，經歷了一場奇遇，令我對意念對人的影響以及人生目的有著更深刻的領悟。

在前面的第二章節，曾談及至青老師來醫院探望我的當天，告訴我每個人的意念、意識、想法、才能和性情，在死後都是帶著走的，唯有名利權情帶不走。雖然當時自認為理解這段話，之後也藉由前世看見自己如今的造化，但在經歷這一場奇幻的告別式之旅後，我對「人生」的概念再一次徹底改觀。

大帥患有急性骨髓性白血病（AML）M4型，是AML中鑾難治療的一型，辭世時享年六十九歲。老師告知大帥往生的消息時，我感到無限的悲傷。雖然大帥與我只有一面之緣，在他第一次因病入院出院時，我與至青老師一同和他碰面並分享我的故事。幾個月後得知他再度病危，當時覺得也許情況不樂觀，但沒想到一個月後他就離世了。我的悲傷來自於惋惜一個生命的隕落，在還沒有機會做他的人生目的之前便離開。我跟至青老師說想一同前往告別式致意道別，當時並不知道我即將面對什麼。

在大帥告別式的前幾天，突然在家裡看見了牛頭馬面，雖然現在我對於突然會看見不同次元的存有，已經見怪不怪，但第一次看見牛頭馬面，仍感到驚訝，隨即想著可能是農曆七月的緣故，也就沒有放在心上。直到大帥告別式的當天早上，我刷牙洗漱時突然聽見大帥的聲音，我想也許這是大帥心裡的聲音。

這個聲音哭泣著說：「我很後悔沒有在活著時好好把握機會，沒有聽至青的話，如果按照她說的做了，我也許能再活久一點。」

我嘆口氣，大帥並沒有聽懂至青老師的話，也沒有明白何謂人生目的。至青老師不能讓任何一個人延長壽命，因為老師不是神醫，也沒有神通力，實踐人生目的也不代表延長壽命。

在這個聲音之後，我看見大帥雙膝跪地、手放在膝蓋上，悲傷流淚，而站在他右邊的是牛頭，左邊是馬面。我這才恍然前幾天看見的應該就是大帥身旁的牛頭馬面，與農曆七月沒有關係。

到了與至青老師約好的地點，我告訴老師剛才所看見的畫面與聽到的聲音。

老師嘆口氣地說：「如果牛頭馬面出現，就代表著大帥即將前往非常不好的世界，如果是黑白無常出現，可能還有轉圜的機會，大帥的情況非常嚴重。」

在車上，老師問我：「妳記得我上課時說過，每個往生之人都一定會參加自己的喪禮嗎？」

我答：「記得。」

老師特地囑咐：「如果看到大帥，要告訴他，跟著光走，一定要跟著光，無論發生什麼事，緊緊跟著光就是了，並帶著愛帶著原諒。」

萬萬沒有想到，我會真的親眼看見大帥參加自己的告別式！

7-2 人生回顧

抵達殯儀館之後，有人帶領我們到告別式的小房間。小小的廳堂擠滿了許多大帥的親朋好友，正在進行家祭。老師與我站在門口等待。

約莫幾分鐘後，我看見大帥流著眼淚，傷心地看著自己的告別式。他站的位置約莫與棺材下方的輪子同高，也就是比地板高一些；身後放置著他的棺材。大帥就站在自己棺材的前面，看著他的女兒祭拜。我立即將所看見的告訴至青老師。

以下用「至青老師」代表吳至青老師。「葛瑞絲」代表我（看見的畫面）。「羅」代表我先生。大帥的話雖是由我轉述說出，為避免混淆，仍以「大帥」表示。

葛瑞絲：「老師，大帥在這兒。他流著眼淚，非常傷心！」

至青老師立刻說：「你不要傷心，不要難過，現在一定要放下所有的情緒，趕緊去找光。」

老師語畢，我便看見牛頭馬面出現在大帥身邊。

葛瑞絲緊張地說：「老師，牛頭馬面來了！」

至青老師緊接著說：「大帥，趕緊去找光。現在一定要放下所有的情緒，你要原諒，帶著愛，跟著光走！」

老師一說完，我立刻看見金身阿彌陀佛與觀世音菩薩由上方現身，牛頭馬面即刻消失。之後大師頭上先是出現了一道非常亮的金光，很快地又出現了一道白光；白光出現的同時，金光逐漸地縮小；金光彷彿就是阿彌陀佛，而白光是觀世音菩薩的代表。我向老師轉述看見的畫面。

至青老師說：「很好，大師，好好地跟著光走。」

大師此刻彷彿就要與金光融合在一起，而又瞬間分離地大喊：「但是這個金光太刺眼了，我睜不開眼睛！」

此刻，我感覺到大師被金光照耀得渾身不舒服。

至青老師不停地說：「沒關係，忍一忍，大師跟著光，跟著光走，跟著比較亮的光走，一定要好好地跟著光！」

大師痛苦地喊：「我不行，我不配，我沒有資格跟著這道金光！」

畫面中，金光此刻正逐漸消失中，白光的範圍擴大，也愈來愈明顯。

老師看了我一眼，點了點頭。我們彼此心照不宣地明白為何大師會如此說。

至青老師繼續告訴大師：「帶著愛與原諒，緊緊跟著比較亮的光！」

此時的家祭正進行到大師的兄弟在祭拜，大師即刻升起了憤怒。畫面中的白光瞬間消失，遠遠地牛頭馬面又要出現了。

葛瑞絲慌張地說：「老師，大師生氣了！」

至青老師冷靜地說：「不要生氣，不能生氣，生氣對你沒有幫助，你一定要原諒，帶著愛，帶著原諒跟著光走。」

大師生氣地說：「為什麼他們不愛我，為什麼他們不對我好？」

至青老師說：「是你誤解了，他們其實很愛你，只是你一直看不見。」

大師繼續氣憤地說：「我就只是要這一點點的愛也不行嗎？為什麼連這一點點愛也不給我？」

至青老師回：「為什麼要去向人討愛，你為什麼不先愛他們，你要先學會愛人。」

接著，大師彷彿是接受了老師的勸說，我看見他變成一個像是初生的嬰兒，躺在一朵很大朵的蓮花上，哇哇哇地哭著，在小嬰兒的上方有一條黑灰色半透明的可愛小蛇。

至青老師說：「可以啦，大師，你可以保有你的小蛇。」

在小嬰兒之後出現的畫面是，大師很快地長大，像個小學生的樣貌。此時大師的父親出現了！大師非常痛恨他的父親，又生氣了。

至青老師再度重複剛才的話：「不要生氣，不能生氣，生氣對你沒有幫助，你一定要原諒。」

大師憤恨不平地說：「我恨他，恨他不愛我，恨他虐待我！」

至青老師充滿慈愛地說：「爸爸很愛你，他只是沒有按照你想要的方式愛你，但給了你很深的父愛，只是你不知道而已。是的，爸爸從前虐待你，這一世，他成為你的爸爸，是來報仇的。為什麼要報仇？前世你可能也對他做了某些壞事，你永遠不知道誰才是始作俑者。爸爸有他自己的課題，你管不了，只要記得面對你自己的課題，你一定要原諒，如果你做不到愛爸爸，那麼你就感激他，至少感激他對你的養育之恩。」

大師彷彿接受了老師的話，此時畫面中的大師長得更大，是個成年人。畫面中出現他的前妻。

大師再度生氣，憤恨地說：「我恨她，恨她看不起我，她讓我覺得自己沒有用，她一點都不愛我！」

至青老師苦口婆心地說：「你的妻子非常愛你，只是你不知道。你生前只知道怨，對任何事任何人就只是怨，都是別人的錯，從不認為自己有錯！她已經盡到做妻子的責任，是你自己沒盡到責任。如果要他人愛你，你一定要先給愛，如果你做不到愛人，那麼就學習感激，感激她曾經愛過你，曾經是你的妻子。感激非常重要。」

大師彷彿也接受了老師的這一席話，此時畫面再度轉換；大師在一個建築工地工作。

大師怨恨地說：「我這麼努力工作，到頭來卻什麼都沒有！」

至青老師嚴肅地說：「賺錢與功成名就，本來就不是我們的人生目的。」

畫面又快速轉換，出現大師的現任女朋友小美，他們兩人看似相親相愛，相處融洽。

大師說：「我和小美彼此相愛，過得很開心。」

至青老師直接說：「你再怎麼愛她，現在都必須放下。因為她不會也不能跟你一起走的。」

大師生氣大喊：「那麼我的人生不就只是一場空而已嗎？」

至青老師微笑著說：「人生本來就是一場空！」

此時畫面中，大帥回到他年輕意氣風發的樣子，好開心，好滿足。

至青老師說：「很好，大帥，就帶著這個感受，你也曾經有過開心的日子。」

大帥原本蒼白的頭髮變黑，變年輕，長相也變得更好看了。他再度回到告別式的現場，但他已不是站在自己棺材前方，而是站在靠近天花板的地方，四十五度俯角看著大家。

至青老師問：「大帥是用四十五度的角度俯瞰嗎？」

葛瑞絲回：「是。」

至青老師說：「嗯，很好。」

此時，大帥感恩地看著站在門外的至青老師說：「至青，非常感謝妳，很抱歉我生前沒有認出妳是誰！」

老師開玩笑地拿下臉上的口罩，讓大帥看清楚並說：「我是誰？我就是吳至青，我還能是誰呢！」

7-3 中陰階段

大帥面容和善地看著自己的告別式，突然他身邊出現了一些穿著紅色肚兜的童子童女，肚兜上有著中國式的刺繡，頭上左右兩側是圓形的髮髻，繫著紅色緞帶的蝴蝶結；孩子們的數量愈來愈多，背景也從告別式現場轉到了天庭。彷彿就像我們印象中神仙居住的地方。這些孩子們站在一個門的前方，他們腳邊飄著許多的雲霧，門也在雲霧裡。我看不清楚門是什麼材質或顏色，孩子們圍繞著大師，都伸出小手握著大師的雙手，拉著他往門的地方前進並說：

「爺爺，跟我們一起玩，這裡很好玩唷。」

至青老師一聽到「有門」，立刻緊張地說：「大師，不要進去，任何門口、洞口都不要進去！記得要等光，只要緊緊跟著光！」

畫面場景立刻換成一座廟，廟的外面有穿著土黃色僧服的和尚，拿著掃帚在掃灰塵與落葉。大師此時已經進入到廟的大廳，他在大廳上方四處張望。

至青老師立刻說：「大師，不要隨便進去任何地方。在進去任何地方之前，一定要先觀察，先在外面看清楚，確定是不是你想要去的地方，再進去。」

畫面場景又即刻轉換，此刻出現一條「好像是」青龍飛在雲裡。

至青老師說：「大師想要做龍嗎？這是神龍嗎？你要看清楚！」

老師問話的同時，這條「好像是青龍」呈現之相轉變為「黑龍」，又像是一條陰險的黑蛇。

至青老師即刻說：「大師，千萬要小心，這條路上有很多的陷阱，你看到的龍也可能不是龍，他們會幻化成各種樣貌來騙你。要記住，等光，一定要等到光。」

畫面場景轉換到海上，出現一條藍鯨，又像是海豚。

至青老師依然說：「想做海豚嗎？做動物，還是不要吧。」

畫面場景隨後轉到海上的一艘船，船上有漁夫正在捕魚。

至青老師立刻提醒大帥說：「千萬不要，不要選擇漁夫。漁夫的工作是殺生，不適合你。」

畫面場景又從海上轉回陸地。出現一大片農田，有著許多的動物，有牛、羊、馬、雞。

至青老師依舊勸說：「不要選擇動物吧！」

在動物畫面之後，出現了養著動物的農夫。

至青老師繼續勸說：「不要吧。大帥你要有耐心，耐心地等著光，好嗎？」

接著畫面迅速轉換，突然看見許許多多的男女正在交合。大帥的眼睛一亮，又興奮又開心地望著。畫面中除了男女正在交合之外，同時還有更多男與男、女與女、老與少，各種動物與各個國家的人在做愛的畫面。

至青老師嚴厲勸說：「大帥，不要看，不要看，千萬不要看！」

但是大帥無法止住好奇：「我沒辦法不看啊！」

老師更嚴厲地說：「這就是你生前的毛病，要克制好奇心，好奇害死貓，現在就要斷了這個欲望，不要看，閉上眼睛！」

大帥立刻用力閉上眼睛並將頭轉開，這些情欲畫面即刻消失了。但是片刻不停息，接著出現一片森林，許多美麗妖艷的女人在一個山洞外，她們有著飄逸的黑長髮，彷彿漂浮在半空中，熱情地揮手招呼著大帥，邀請他進入山洞喝茶吃飯。

老師立即勸阻大帥。並且告訴我，大帥現在在餓鬼道或畜生道，他所見到的女人可能是阿修羅，因為阿修羅是存在於很多不同的「道」（世界）。

至青老師再度對大師聲明：「千萬不要進入山洞！任何門口、洞口都不要進去！記得，要等光，只要緊緊跟著光！」

山洞畫面之後出現了一隻狼；狼的畫面之後是一隻可愛的小白兔。

老師依舊耐心地說：「不要去，你現在進去就會變成動物。大師，要有耐心，想著光，就只要等待著光。」

此刻，大師似乎冷靜了下來，他的前方出現一條混凝土鋪成的淡灰色道路，路的兩旁與下方有許多黑色、兇惡、帶著發亮青光（或是紅光）眼睛的小蛇。大師堅定地經過兇惡小蛇的道路後，突然出現了水，愈來愈多，這條路就像在一座青綠色的湖水上方。大師的左側下方先出現了一朵高大未開花的蓮花。他繼續往前，看見許多非常大的蓮花浮在水面上，有些蓮花的上方坐著身穿乾淨白衣，面容姣好，有著過肩筆直黑長髮的人，安靜地在蓮花上打坐，隨後大師開始緊張地四處尋找他的位置。

至青老師溫柔地對他說：「這裡有一朵蓮花是你的。不要急，這裡一定有你的位置，可能需要好幾世的時間，現在還沒有開花沒有關係，你一定回得來，要有耐心。」

但是大師心慌意亂，找不到他的位子，又生氣了！這一怒，他立即從上方跌入一片漆黑，此時牛頭馬面第三次出現，大師開始奮力往前跑，想要找光。

因為恐懼，他突然心急地大喊：「吳至青！」

老師哭笑不得地說：「你喊我的名字，不會有用，你要喊『南無阿彌陀佛』，或是『南無觀世音菩薩』才有用。」

大師立即用盡全身力氣大喊：「南無觀世音菩薩！」

語畢，光即刻出現。畫面中，大師坐在一朵雲上，回到原來的地方，並興奮地大喊：「我自由啦！哈哈哈！」只見大師好不開心，彷彿突然發現自己具有神通力，想去哪就可以去哪，再也沒有阻礙。

此時畫面中，大師經過了一道七彩霓虹燈的光。

老師說：「這個不是你要等的光，不要跟著這個光。」

大師再度經過了好多地方，之後來到一處類似禪堂或道場的地方，環境幽雅清淨，外面有一些女眾出家，好像是觀世音菩薩居住之處，裡面似乎有一尊白色觀世音菩薩相。大堂裡悠悠地飄出檀香味。大師彷彿被香味吸引，停了下來。

老師立即再度吩咐說：「任何地方都不要隨便進去。你一定要看清楚，在進去之前一定要先觀察，最好在外面多繞幾圈再決定。」

大師坐著雲朵離開，繼續前進。原本獨自坐在雲朵上的他，突然右邊出現了一隻中型土黃色的狗。

我問老師，大師生前有沒有養狗。老師說他生前一直住在公寓房子裡，應該沒有養狗。老師疑惑地問大師：「這隻土狗是誰？」

大師回覆：「牠是代替小美來陪伴我的。」

老師提醒：「最好不要。這條路上，我們都是一個人走的，你可以問這隻狗，他究竟是誰？」

老師問話的同時，大師的左邊又出現了一隻花貓；當老師問完話，原本的土黃狗現身為牛頭，而左邊的花貓現身為馬面。

老師謹慎地提醒大師：「你不需要任何人陪伴。千萬要小心，不要再想著需要任何人的陪伴，你生前就有這個毛病，怕孤單，一定要有人陪伴，但是你要記得，眼前這條路一定要一個人走的，不要再希望有人陪伴。」

老師知道我感到困惑，也同時對著我說：「牛頭馬面很有可能隨時隨地藉由各種方式出現，這條路非常驚險。」

大師又經過了一些地方，老師都勸阻他不要去，要耐心地等著光。

大師開始心急了，他找不到一個可以落腳之處，也不知道到底哪兒是安全之處；最後，大師來到一座巨大白色觀世音菩薩的雕像，大師又急又慌地緊抱著觀世音菩薩的雕像，因為他不知道到底能夠去哪裡。

老師無奈地說：「那麼你就先待在這裡等光，要有耐心，光一定會出現。」

我看著大師無助的樣子，突然想到了一個地方，於是向老師提議：「老師，不如讓大師到您家門口等著，好嗎？」

我會有此提議，因為我曾經看過老師家門口，有許多其他的存有在此等待著上課。

老師想了想說：「好吧，你就到那兒等著吧！」

74 老師家門口

大帥瞬間就移動到了老師的家門口。

大帥說：「妳家門口跪著一個『外國人』，遠遠的地方有一些巨人。」因為大帥離這位外國人很近，他不太友善地瞪了他一眼。過沒多久，大帥對至青老師說：「至青啊，這個外國人看起來不太好相處。」大帥再度開始抱怨，他似乎又要生氣時，牛頭馬面又遠遠地出現在遠方。

至青老師很快地說：「那麼你到遠一點的地方吧！你們兩個人不要靠太近，以免吵架。」

大帥很快地退後到最後方的區域。「這個區域有著幾個零零落落其他的人（非人），她們好像都是女生，但是這個區域的人不能夠到最前方去。」

至青老師說：「你還是回到前方，但是兩個人不要靠太近。」

大帥在前方最右邊的位子坐了下來，個性不改地說：「至青，妳住的這個地方鳥不生蛋的，我可不可以偶爾出去看看呀？」

至青老師很快地說：「不行！不要到處亂跑，就乖乖地坐在這裡，耐心等著上課。」

大帥終於安靜地坐了下來。他說：「這裡不錯呀，有吃有喝。」

老師驚訝地說：「不要亂吃東西，是誰給你東西吃呢？」

大師回覆：「有一個像仙女一樣的人，端著一個托盤，上面有一些素的食物與茶水。」

老師想了一想說：「看來沒有什麼問題，應該可以吃。」

正當我覺得也許事情就到此告一段落，我們可以安心離開了。此刻在告別式的會場內，大師的家人們帶著他的棺材要去火化。大師突然再度現身，驚恐地說：「不要啊！我好害怕，沒有了肉體，我該怎麼辦！」

老師安慰他：「這個肉體已經舊了，你不需要了，之後會有一個新的肉體，不要怕。」

大師說：「可是我好害怕！」

至青老師告訴他：「我知道，不用怕。」

大師再問老師：「妳保證，我以後真的會再有一個新的肉體，妳沒有騙我嗎？」

至青老師保證地說：「我絕對沒有騙你。」

大師這才安心。

老師與我決定要離開告別式的會場之際，大師的女朋友小美與女兒前來與我們見面。老師要我轉述剛才所經歷的畫面，也要我問大師有什麼話要對她們說。

大師看著女兒開玩笑地說：「妳長得胖嘟嘟的，我想妳會過得很好，沒有什麼問題，我很放心，就是說話語氣要溫柔一點，不要造口業。」

大帥也對小美說：「我相信妳會很好。有至青在，我很放心。」

老師再問大帥，有沒有什麼話要交待兒子（大帥和前妻所生的老二），只見大帥突然冷冷地一語不發。至青老師繼續問：「有沒有什麼話要說呀？」

大帥冷冷地吐了幾個字說：「沒有，我很放心！」

至青老師再問：「真的沒有嗎？」

大帥突然生氣地說：「兒子都不理我，我要對他說什麼？」

至青老師問他：「是他不理你？還是你不理他？兒子出生的時候，你連醫院都沒去，看都不看他一眼，孩子何辜？後來他不理你，你不會主動找他嗎？」

老師接著再問，「有沒有什麼話要對前妻說？」

大帥再度冷冷地一語不發，突然大帥手中拿出一包未開封的香，很不高興地拿給他女兒。我看著畫面對大帥的女兒說，「妳爸爸突然拿出一包香給妳，難不成是怪妳媽媽今天沒有來，還是要妳媽媽每天祭拜他？」

大帥說：「她今天沒來，可能是她瞧不起我，她一直覺得我不夠好。」

「她再怎麼樣對不住你，你還是可以感謝她在這一世曾經是你的妻子，感謝她這一世曾經愛過你。」

大帥的女兒此時悄聲在至青老師耳邊流淚邊說：「媽媽今天沒有來告別式，不是她不願意，她說來了一定會哭，太傷心了！她沒有辦法面對，媽媽以前常說她是很愛你的。」

大帥回老師說：「說不定是她上輩子對不起我啊！」

老師說：「也說不定她是來幫你的，你永遠不知道前世或更早的前世發生過什麼事，你永遠不知道誰先對誰不好，對不對？」

但大帥一想到他的前妻就生氣，「她看不起我，我也要看不起她，我要報復她，所以我不理這個兒子，我也要讓她知道被看不起的滋味是什麼！」

老師即刻要大帥面壁思過，並告訴他：「所有的一切都是你的誤會，不要再怨恨別人了，所有的一切都是你自己做的，你才是始作俑者。」

聽完老師的話，大帥轉過身去，背對著我，頭低低地坐在地上，貌似在懺悔；過了一會，他左邊的臉頰流下一顆淡藍色的眼淚，很大顆，晶瑩剔透。接著，他坐著的地上也出現了一大灘水藍色的淚水。我想大帥是留下了「懺悔的眼淚」。

老師對大帥說：「很好，你就坐在這裡好好反省，等著上課。」

今天的告別式奇幻之旅就到此告一段落。這段經驗對我是非常大的警醒與提醒，如今所看見的畫面都還歷歷在目，愈發明白至青老師所言，提升振動頻率之重要性。

大帥一秒地獄一秒天堂的過程，深深撼動著我的內在，原來黑白無常與牛頭馬面隨時都在我們身邊，只要我們擁有負面情緒，也就是振動頻率比較低的時候，他們即刻就出現，我們也就即刻入地獄！

大帥在中陰的階段很幸運地度過一次又一次的險境，最終來到至青老師家門口，安心等待上課。換作你我，很有可能在一次心生怨恨之時，就被牛頭馬面或黑白無常帶走了。老師經常提醒大家，人在生前就一定要訓練自己，提升自己的振動頻率，放下一切恩怨，因為所有的情緒都是帶著走。

在我親眼見證情緒不但是帶著走，而且還會帶我們到很不好的世界後，先生與我只要發現內在有負面情緒波動，立刻會想到大帥見到牛頭馬面的畫面，就即刻放下情緒，選擇接受，並且想辦法去面對。而這正是我們來做人的目的。我非常感謝大帥的經歷，感謝他用他的故事激勵著我提升。謝謝大帥！

7-5 大帥的懺悔

自從大帥來到至青老師家門口之後，至青老師時常激勵他，勸他要有耐心等待著下一次上課，也關心著他的狀況。有時大帥覺得這裡的生活很沉悶無聊，也想出去走走，但他都忍住了。

這個月，至青老師家門口來了更多其他的「非人」，有地獄來的殭屍、黑蛇、黑蛇與我媽媽；冥冥之中看似無動靜的一切，似乎開始有著默默的轉變。

二〇二〇年九月十日。這一天，我們像平常一樣關心問候大帥。

大帥緊張地喊：「吳至青、吳至青。」

至青老師急忙：「不要、不要、不要唸我的名字。我是人，你要唸的是『觀世音菩薩』。」

葛瑞絲：「喊『至青老師』不會有用是嗎？」
至青老師：「對，沒有用，你也可以唸『嗡嘛呢唄美吽』，或是綠度母，小美教你唸過綠度母。」
大師：「葛瑞絲都叫人家來找吳至青啊！」
葛瑞絲：「我講的是，請他們來聽課。」
至青老師：「但是在那個世界，你如果唸『南無觀世音菩薩』，比唸吳至青效果好太多了，你記得要唸『南無觀世音菩薩』。我是人，只能講課，這也是為什麼你在這裡等。等我講課，你要懂了以後，在那個世界，你要唸咒語，『阿彌陀佛』也可以，但是要記得加上一個『南無』，『南無阿彌陀佛』，或是唸『綠度母』。」
葛瑞絲：「他一唸南無觀世音菩薩，頭上就出現一座打坐的金光阿彌陀佛，比較莊嚴一點的相。」
至青老師：「妳說的金光是不是阿彌陀佛？」
葛瑞絲：「他一唸南無觀世音菩薩，頭上就出現觀世音菩薩，而祂的背後有一道打坐的金光阿彌陀佛。」
至青老師：「是，你就專心的唸『南無觀世音菩薩』。」
大師：「如果死了以後，到底要去哪呢？」
至青老師：「就是你要接受，不管去哪裡，但現在最重要的就是在這等聽課。你了解了之後，這條路就會比你心裡上好得多。如果不了解，沒有學這些東西，將來很驚險，你會嚇死！」

葛瑞絲：「帥哥現在就很怕，他看著旁邊的人很害怕！」

至青老師：「是，我理解。」

大師：「他們從哪裡來的？從哪個可怕的地方來的？（指他身旁與身後的非人）」

至青老師：「那是地獄，你有可能會去那裡。但不管怎麼樣，即使去那裡，也要記得，心要定下來，不用害怕，你得接受。如果你是去地獄的話，去接受，總有一天你會出來，出來的時候，要記得不要生氣了。」

大師：「從地獄出來的時候會像殭屍一樣？」

至青老師：「但是殭屍變好看了啊，你看到沒有？他們來的時候更可怕，也就是他們懂了一些事情以後，慢慢、慢慢就變了。就像小智，他本來是一個非常固執的人，雖然他到現在還沒有覺醒，但是他懂了一些以後，人的樣子就變年輕了，但他去的地方絕對不會比你好。」

大師：「那要怎樣才能不去地獄呢？」

至青老師：「幾乎是沒有辦法的，你要先接受。會去地獄是因為以前做過一些事，比如很憤怒。而殺人是一定會去的，我們每一個人都殺過人，或者說我們每一個人都傷害過很多其他人。我不是說你一定會去地獄，但有可能，如果去地獄的話，你也要接受。」

大師：「要怎麼找到光得救呢？」

至青老師：「唸南無觀世音菩薩就好了。」

大師：「一直唸嗎？」

至青老師：「是，專心的。」

大師：「不管受到什麼樣的對待，也唸嗎？」

至青老師：「是。」

大師：「他們把我下油鍋，也唸嗎？」

至青老師：「如果那個時候你能靜下心，就繼續唸。」

大師：「砍我的頭，也唸？」

至青老師：「類似這樣，但是你不要去想這些事情。」

大師：「但是妳說我的身體不會受傷害。」

至青老師：「是的。」

大師：「下油鍋應該也不會痛，是吧？」

至青老師：「是，如果你專心念的話。你很聰明的，所以要學。」

大師：「妳保證真的不會痛？」

至青老師：「我不能保證，要看你自己的定力有多少，夠不夠。即使在下油鍋的時候，只要你想著光，繼續唸『南無觀世音菩薩』。祂是以這個聞聲救苦有名的，你念祂，祂可能會出現，但我不能保證喔。祂可能會出現，把你從地獄那個地方帶出來。葛瑞絲的媽媽就是這樣出來的。她（指葛瑞絲）到那個地方（指地獄）叫她想光，想著愛。你不要恨，你一恨，馬上就到地獄去。」

大師：「可是這些人現在跟我在同一個地方啊！」

至青老師：「是啊，他們就出來了嘛！」

大師：「那我，我還沒去，但我要去地獄的意思？」

至青老師：「這個世界上有些事情非常非常的複雜，不是這個世界，這整個宇宙非常非常複雜，我沒辦法在短時間之內跟你解釋這麼多，只要記得不管你身在何處，你就唸『南無觀世音菩薩』。記得光，如果你沒有愛的話就想辦法生出一些愛。怎麼生出愛呢？就是一直感激，感激觀世音菩薩把你帶到這裡，感激葛瑞絲，在心裡感激，不用唸出口，你要唸的是咒語——『南無觀世音菩薩』。比方你在心裡感激我，這我收得到。心有感激的話，你慢慢就會有愛，然後將來你從地獄出來的時候，因為你的愛，就不會再去地獄，你可能會去其他更好的地方，繼續往上升。這條路是走不完的，永遠走下去的，所以去地獄只是一個暫時的現象。」

葛瑞絲：「他說他很後悔，現在他是手和臉都趴在地上，後悔的說：『生前我對人家不好，因為這樣我才會去地獄嗎？』」

至青老師：「是，你會去地獄就是因為這樣，但你現在懺悔了，接受果報，心裡會覺得好很多，會得到很多所謂神的幫助，比如觀世音菩薩就會來幫助你。只要你懺悔了，真的知道對人不好，而不再恨。」

大師：「我在人間也不好，害過人。」

至青老師：「是，他知道了。」

葛瑞絲：「他沒說害了誰，就是害了別人。他腦袋此刻有一個男人的畫面，不曉得是不是他爸爸？」

大師：「害過人也會下地獄嗎？」

至青老師：「是！」
大師：「那就沒有人不下地獄啦！」
至青老師：「是，連佛陀都下過地獄好多好多次，他自己講出來的。我跟你說，佛陀講了十二個例子，都是他自己的故事，不是別人的。」
葛瑞絲：「他現在很慌張地抱著一個人的大腿說『請你原諒我』，那個人好像是他的爸爸，我只有看到腿，沒有看到上半身。」
葛瑞絲：「臨時抱佛腳的概念嗎？」
至青老師：「是。」
葛瑞絲：「老師，您在講這地獄一段的時候，後面那一些其他非人聽得很專心。」
至青老師：「地獄是會有時間，終有一天，你會出來。出來的時候你要記得，永遠要感激，因為感激會讓你提升，感激了之後會比較不容易討厭、生氣。」
大師：「現在妳叫我感激什麼，我都感激了。」
至青老師：「感激你現在在這裡。」
大師：「我感激那些草讓我在這裡。」
至青老師：「是。」
大師：「那些蟲子，我都感激他們。」（先前帥哥不喜歡這些蟲子。）
至青老師：「甚至將來你可能也會（需要）感激地獄的經歷。剛剛說佛陀自己都下過很多次地獄，他講課的時候，說了關於自己的十二個案例，就是現在說的果報。他已經經歷地獄，叫做『主報』——主要的果報，結果到了人間，他還是要接受還沒完的，就是剩餘的果報，叫做『餘報』。你看看果報多厲害，我們沒有人能躲得過。」

大師：「妳講佛陀的時候，祂就在頭上看著。」

至青老師：「是誰？」

葛瑞絲：「您講佛陀的時候，他感覺佛陀就在他頭上，不是頭上，是在天上看著他。」

至青老師：「所以我就很感激佛陀呀，祂已經變成佛陀了，祂不需要講這些給你聽、給我聽，但祂就講了。」

大師：「佛陀無所不在耶！」

至青老師：「是的，的確。」

大師：「妳只要叫祂，祂就在，在看你。祂好像是風、是樹、是空氣，到處都有，都是祂。」

至青老師：「除了唸『南無觀世音菩薩』，你也可以唸『南無本師，本來的本，本師釋迦摩尼佛，南無本師釋迦摩尼佛』。唸『南無本師釋迦摩尼佛』時，想著祂曾經下過地獄無數次，但是祂最後成佛了。」

大師：「祂是妳的老師嗎？」

至青老師：「可以說是，祂是每個人的老師。」

大師：「妳是收了指令下來的。」

至青老師：「可以這麼說。」

帥哥此時看了一個畫面：有一個人在上位，給了一個指令，交到一個人手中，然後那人就下來了（指下來人間）。

至青老師：「是的，這是我的目的。我來人間的目的是幫助很多很多人的。」

大師：「很多人在收指令耶，至青在最前面，後面還有很多很多人。」

至青老師大聲問：「葛瑞絲有沒有在裡面？可能你自己也在裡面喔？」

大師：「很多人都收了指令，但也很多人都不見了（指忘記自己的人生目的）。」

講到此，至青老師就笑了。

至青老師：「喔，那是迷失了！因為到了這個地方，花花世界，很多人很容易迷失，就跟小智一樣。」

此時小智轉頭看了我們一眼。

至青老師：「小智也迷失了。」

小智此刻正在展現他的肌肉，對我們的談話無動於衷。

葛瑞絲：「喔，小智迷失在他的外表上。」

至青老師：「是。」

大師不太高興：「我沒有拿指令！」

至青老師：「沒關係啊，你就是過你的日子。」

大師有點羨慕說：「要很厲害的人才會拿指令。」

至青老師：「拿指令是下來做事的，我是來做事的。我也很清楚，幫助你，也是我的目的之一。」

大師現在看著至青老師，好像是在看著「王母娘娘」一樣，不知道為什麼畫面中出現了「王母娘娘」。

至青老師對著我們車上的人（當時我們所有人是坐在車內與大帥說話）說：「他剛剛說的『收指令』，是跟道教有關的，跟他接受的宗教有關，也許是他的觀念。」

至青老師對大帥說：「你看你有多幸運啊！」

大帥有點生氣：「但是我沒有收到指令！」

至青老師：「這不是重點喔。」

葛瑞絲：「想收到指令的這個心態會讓你上不去（指無法提升）。」

至青老師：「你來是要把自己提升到上面，你才能收指令。」

大帥此刻生氣地在地上打滾，就像一個鬧脾氣的孩子。「為什麼別人都有，我是不是作惡多端？」

聽見他生氣又打滾，車上所有人都笑了！

至青老師：「你的振動頻率還沒有提升到那個地步，一定要把自己提升起來。」

大帥：「連葛瑞絲的老公都收過指令。」

至青老師：「你有一天也會收指令呀。」

大帥大喊：「這麼多人收過指令，你們整車的人都收過指令了，搞不好連車子都收過！」

整車人再度哄堂大笑！

至青老師：「哈哈哈，不可能的。」

大帥生氣：「太不公平了吧！我也是妳的朋友啊，我就沒收過。」

至青老師笑著安慰：「不，這個跟你是不是我的朋友，一點關係也沒有。在那個世界不是靠關係的，你知道自己一輩子最大的弱點嗎？你認為在人間生存必須靠關係，完全不是這麼回事。」

葛瑞絲：「每個人都要做自己的人生目的。」

至青老師：「是，我們都要有目的。我的目的就是要來幫助人的。如果沒有收指令，我也照樣做該做的事，所以不要在意沒有收過指令，只要記得從現在開始，好好懺悔，所有事情都往好的方面想，不能有害人之心，也不要生氣。我們一生氣就會有各種要報復的念頭，那些東西都跟著來，頻率馬上就下降，降得很低的時候就會去地獄。」

大師：「像葛瑞絲和羅一樣做練習嗎？」

至青老師：「對，還要記得心裡存著感激，然後慢慢你就會有很多愛，就可以像我們一樣，不要去想收指令的事。」

葛瑞絲：「他現在有點過不去。」

至青老師：「過不去是什麼意思？」

葛瑞絲：「就是指令的事。」

至青老師：「不要去想指令，不要去跟人家比，比較的結果很可怕。」

羅：「都是欲望，不要比較。」

葛瑞絲：「也會下地獄，對嗎？」

大師：「下地獄，我就會忘了是嗎？（意指忘了指令）」

至青老師：「是，不要比，就做你該做的事情。有了那個念頭，就會貪，想用各種手段去拿到那個東西，記得，不要有貪念。不要生氣最重要。你懺悔了，太好了。回想你對你前妻的事，還有你對兒子的事，如果真正懺悔，對你的幫助很大。」

大師：「不知道能對他們做什麼呢？」

至青老師：「你在心裡對他們懺悔就夠了。」

大師：「什麼都不用做嗎？」

至青老師：「不用，你現在還能做什麼？」

大師：「叫他們來上課呢？」

至青老師：「他們總有一天會來上課的。我會把我的書給小悅（大師前妻）還有你女兒和兒子，一人一本。他們看不懂中文字也沒有關係，那就放有聲書給他聽，你放心，我會告訴他們。」

大師：「拜託你告訴小悅和我兒子。」

葛瑞絲：「大師還想到了其他人，但我不知道他講誰（我只看到一些人的畫面）。之後，他說是叔叔跟弟弟。」

大師：「對不起，是我不懂事，錯怪你們，想要跟小悅說，我不應該跟別的女人亂搞，但我也不知道該怎麼辦，當時只覺得這樣能重振我的雄風，以為這樣很有魅力，我對不起妳，我不是一個好老公，請妳忘了我吧，愛妳自己，想著妳自己，不要再想著我。拜託妳去上至青的課，拜託妳聽她說的話，不是聽這個人，是這個課，聽她講課的內容。也跟兒子說對不起，我不是個好爸爸。」

葛瑞絲：「他覺得他兒子好像還好，沒說那麼多，對前妻說的話比較多。」
大帥：「我相信，我知道，如果小悦來上至青的課，能夠救她一命。」
至青老師：「你知道會這樣子，是嗎？那我下次上課絕對請她過來。」
大帥：「我不希望小悦死了以後，落得像我這般田地，不知道為什麼活著，一整個人生都浪費在一個不值得的男人身上，自己什麼也沒有，還要入地獄，這樣太可憐了，我就更對不起她了。」
至青老師：「好、好、好。」
大帥：「拜託妳（至青老師）了。」
至青老師：「我會的，放心，下次上課就請小悦來。大帥，最後一件事，這些人對你不好，像你爸爸，他為什麼對你不好？因為他生氣你曾經對他做過的一些事情，所以他在報復；然後你也很生他的氣，也要報復，我的重點是，如果我們一直追究回去，我們不知道到底是誰先對誰不好，所以不需要去追究，我們跟所有人都是這樣。」
葛瑞絲：「我現在還在地獄，每次做化療都覺得我像在地獄。」
至青老師：「如果你想通了，就可以救你出地獄。你還需要很多懺悔。我很高興你今天講小悅（大帥前妻），這個跟你在生前的態度很不一樣。」
葛瑞絲：「他告別式的時候還給了她一包沉香。」
至青老師：「你很生氣她沒有來。」
大帥：「我錯了，錯怪她。死了才知道她其實對我很好。她是我的恩人。」
至青老師：「是，太好了，所以感謝她，感恩她，然後慢、慢、慢、慢的你也會明白，爸爸跟你之間也是一樣，跟葛瑞絲跟她媽媽之間一樣，兩個人不知道糾葛了多少世，一世又一世，你恨我、我恨你，你虐待我、我虐待你。」

大帥：「我不想承認我跟葛瑞絲一樣笨，大概我也比她好不到哪兒去吧。」

聽見帥哥真誠的回覆，我們又笑了，至青老師笑得特別開心，似乎都笑到流淚了。

至青老師：「很好，你到地獄時，也會有人去救你的，你放心，你的愛出來了。」

葛瑞絲：「他聽懂了耶，他聽懂你說的『不可說』是什麼，我不知道他指的是什麼，但是他說『我聽懂了』，然後他去打坐了。」

至青老師：「好，太好了！」

葛瑞絲：「我看見他打坐的周圍有一圈光。」

對話到此告一段落，我們開心地跟帥哥說再見。

我們離開的時候，只見大帥閉上眼，用力認真，口中喃喃有辭地專心打坐。

7-6 大帥落地獄

二〇二〇年十月十七日。隔了一週，我們再度與大帥談話，但這一次比較不同的是，大帥雖然在打坐，但心情卻奇差無比，不知道發生什麼事情。

葛瑞絲：「老師，大帥想要握妳的手，但是他握不到。」
至青老師：「葛瑞絲想知道你有沒有穿鞋子啊？」
葛瑞絲：「他很悶啊，心情不好，不想理我，不想回答這個問題。」
大帥無奈：「還要在這裡多久？」
至青老師：「（離上課）大概還有一個多月。」
大帥沉重說：「有穿鞋。嗯，鞋子現在都沾滿泥土了。」
葛瑞絲：「是運動鞋嗎？我好像看見一雙藍色的運動鞋。」
至青老師：「是皮鞋還是運動鞋？葛瑞絲想要把它畫下來。我想你現在穿的應該是你在告別式穿的。」
葛瑞絲：「我看似乎是黑藍色。他說他很苦。」
至青老師：「如果你不能好好回想過去，然後得出一些啟示，比較起來，將來的日子會更苦。你可能還喜歡這裡這麼無聊的日子（指現在）。」
葛瑞絲：「（指大帥）耳朵變大了（大帥只要不想聽的時候，耳朵就會變得像大象的耳朵一樣大）。」
至青老師：「耳朵變大了？他不想聽了是不是？」
葛瑞絲：「他太苦了，不知道為什麼突然那麼苦？」
至青老師：「奇怪，是不是受了什麼委屈？是不是有人欺負你？」
大帥無奈回：「就是妳上次說要去地獄的事。」

至青老師：「我可沒說你一定會去地獄，還是有其他希望的，就看你自己要不要悔悟。」

大師：「我曾經做了這麼多不好的事，大概只能去地獄了吧。」

至青老師：「我上次說過，釋迦牟尼佛都不知道去過幾趟地獄了，其實每個人都會經過去地獄這一遭，我不是說你一定會去地獄，只是，如果你現在沒有好好利用這一段時間，懺悔想清楚，就失去了一個大好時機。但是你多麼幸運啊！只要想到這點，就知道你是多麼幸運，大部分人如果在世的時候沒有利用這個機會，死後很難、很難、很難再有機會，你還記得嗎，剛來時還很高興有這麼好的機會，哈哈大笑說沒有人比你更幸運了。」

大師：「我覺得我快要魂飛魄散了。」

此時，我看到的畫面是：他東倒西歪，全身無力，感覺虛無飄渺。

至青老師：「是的。」

葛瑞絲：「為什麼會這樣？」

至青老師：「這條路非常難走，而且一定會魂飛魄散的，但是破了之後，這個階段會重新組合成將來的你，每個人都要經過這一段。」

葛瑞絲：「那『破』的意思是什麼？這是我（葛瑞絲）問的。」

至青老師：「喔，這是妳問的。破的意思就是我們上課有講的……」

葛瑞絲：「就不會是大帥了嗎？」

至青老師：「他就不是大帥的樣子，不是這個大帥的樣子，如果他將來是畜生的話，就是會慢慢顯現出……」

葛瑞絲：「他好像快要沒有大師的記憶，就是大師的身分離他愈來愈淡，就現在我看到的他。」

此時，我看到的畫面是：他的人愈來愈淡，似乎就要消失了。

至青老師：「嗯，是的，慢、慢、慢、慢，所以我說他不可能在這太長久，但就看他現在如何想了。大師，要一心一意去想你的光，如果能夠，就專心一致的唸『南無阿彌陀佛』，也可以念『南無觀世音菩薩』，或『南無本師釋迦牟尼佛』。」

葛瑞絲：「他會不會不記得您了，老師？」

大師：「我怕我快要不記得妳是誰。」

至青老師：「會的，你快要不記得我，你也不會記得我，你只要記得『南無觀世音菩薩』，心心念念地唸著。如果覺得無聊就坐下來，專心一致的唸『南無觀世音菩薩』，或者『南無本師釋迦牟尼佛』，上次我們講話時，釋迦牟尼佛不是出現了？你跟祂非常有緣分。」

大師：「我覺得我也會記不得祂是誰了。」

至青老師：「沒有關係，因為你現在唸了就種了一個種子下去，種子還沒發芽的時候，不記得沒關係，有種子在那裡。」

大師：「很多人在拉我了。」

此時，我看到的畫面是：感覺有很多人出現在他身邊。

至青老師：「是，是。」

葛瑞絲：「有人也有蛇。」

至青老師：「有可能你是變成蛇啊，你怕不怕？再怕也得去，因為如果你以前做了一些事，現在就必須走的（指離開這裡，去其他的道），但你現在還有機會，因為你還沒走，能撐盡量撐。靠什麼撐呢？靠想著光，靠唸佛號——『本師釋迦牟尼佛』。你上次看到光了，不是嗎？你不記得了嗎？你上次說『祂無所不在』！」

至青老師：「如果祂無所不在，就一定聽得到你喊祂，心裡想著祂。」

葛瑞絲：「他現在很絕望了！」

至青老師：「我知道。即使投胎去作蛇的時候，你總是可以求救的，跟誰求救呢？像是南無本師釋迦牟尼佛或者南無觀世音菩薩……」

大帥：「我不想忘記大帥這個身分。」

至青老師：「不必留戀，你過去已經有幾千個身分，大帥只是其中一個，根本不要留戀，而且也不能留戀。這是你走的那天，我在告別式跟你講的一個重點。你再怎麼愛的人，例如小美，你再愛她，她也不會跟你走。你不能留戀任何人，包括你自己的身分，因為這些身分永遠是暫時的，你以前有幾千個身分。」

葛瑞絲：「他覺得他好像要掉入一個黑洞裡，無限的深淵。」

至青老師：「你看那邊有個大黑洞（老師手指向大帥的左後方。老師家門口右邊有一個在不同次元的大黑洞），掉進去挺可怕的，但你現在就要把握現在的機會，你生前已經沒有把握機會，現在要把握，坐下來開始靜坐。靜坐的意思就是靜下心來，專心一意地想一件事、想一個人，那個人就是觀世音菩薩或者阿彌陀佛。」

葛瑞絲：「他現在想的是南無觀世音菩薩。」

至青老師：「好。南無觀世音菩薩不就來幫助你了嗎，所以你今天可以來到這裡。繼續想，不要去花心思想其他事，也不要留戀過去，過去沒有什麼好留戀的。」

葛瑞絲：「我看到他好像往……好像是黑白無常帶著他往一條路走……我看到那裡好像有個審判庭，他將往那頭走，但他現在停住了……我不曉得是不是他的未來，此刻的未來，他旁邊有黑白無常又有牛頭馬面，不曉得他是因為害怕而顯現的幻覺，還是真的要往那兒走。」

至青老師：「大帥，現在專心一意的唸『南無觀世音菩薩』、『南無觀世音菩薩』，心裡想著光，如果你能夠想的話，可以想嗎？想光！」

葛瑞絲：「光很微弱。」

此時，我看到的畫面是：他很用力地想，但他全身周圍似乎披著一層很厚重的磁場，而這個磁場讓他無法正常思考（磁場感覺像是業力）。

至青老師：「從天上照下來，你一定要用這個方法。」

葛瑞絲：「他的意志力好薄弱。」

至青老師：「是的，每個人到這時候都這樣，因為沒辦法抗拒業力，沒有辦法。」

葛瑞絲：「他此刻好像快感覺不到呼吸，似乎快要沒有呼吸，他好像要消失了，也沒有辦法用力，即使老師您跟他說用力，他沒有辦法用力。」

至青老師：「大帥，想個辦法吧！好不好？你現在種了種子下去，你從前做的事……」

葛瑞絲：「有，有，他想到光了！」

此時，我看到的畫面是：他很用力在想，然後他正前方不遠處的天邊出現一絲微弱的光。

至青老師：「好，想想光吧，撐一撐！」

葛瑞絲：「他想到日出，或是夕陽。」

大師：「這裡很多夕陽，都很亮。」

此時，我看到的畫面是：他想著平時待在這裡的時候，常常出現橘紅色的夕陽。他想起了這夕陽的光。

至青老師：「好，想著光。如果你能夠把光調亮一點，像打開家裡的燈一樣，再試著把光轉亮一點，然後不斷地唸佛號——南無觀世音菩薩、南無觀世音菩薩。」

葛瑞絲：「可是他說他會忘了，只能唸到『南、無』，後面就忘了。」

至青老師：「跟著唸『南無觀世音菩薩』、『南無觀世音菩薩』。」

葛瑞絲：「他唸不出來耶，『南、無』，沒辦法再繼續……」

此時，我看到的畫面是：他就像個失去記憶般的失智老人，上一秒還記得，可下一秒就全忘了。

至青老師：「南無觀世音菩薩。」

葛瑞絲：「對他來說好難喔！」

大師：「南、無、觀……」

然後，我見他非常用力地說「嗯、嗯、嗯…」之後的字便唸不出來了。

至青老師：「大帥記得喔，想光、想光、想光、想光！」

大帥：「有好多好像餓鬼一樣的人要把我拉走，很多人拉著我左手、右手、左腳、右腳，像要把我瓜分一樣。」

此時，我看到的畫面是：有很多不友善的人出現拉著他，似乎要將他四分五裂。

至青老師：「這些『很多』都是必須接受的，但如果你心裡始終有光，會讓你忘記痛苦，因為這一切都會過去，在地獄的時間，不管是餓鬼道或地獄的時間，雖然很長，但總有一天你會出來。那個時候，你就會慢慢記起來一些事情。現在你進去（地獄）時是沒有辦法，可以說，它（指業報）是一定會來的，但只要帶著光進去，情況就會好很多。你帶著光，要知道這一切都是你自己造成的，這是為什麼懺悔很重要！」

葛瑞絲：「好奇怪喔，他現在好像跟著我……我現在四十五度角看著帥哥往地獄走的畫面，可是旁邊有個很大的人頭（大帥）和我一起看著那個畫面——帥哥走在黑白無常帶領的那條黑色路上。」

至青老師：「最主要是，你必須一定要知道自己做錯很多事，不是因為你害怕才知道，而是你真的認識，然後得去愛所有你恨的人，這是沒有辦法的事，你得學會怎麼去愛他們。」

葛瑞絲：「他好像聽懂一些。」

至青老師：「嗯，以前恨的人，因為你曾經也是這樣，他們不過是另外一個你，你知道原因之後，就沒有什麼好恨的，沒有什麼好罵的，沒有什麼好埋怨的。」

大師：「地獄這裡門口很多人。」

至青老師：「有太多人了。」

大師：「很吵。」

此時，我看到的畫面：他來到一個像是地獄的入口，有很高大的門，也有非常多人。

至青老師：「嗯，你確定是進地獄嗎？」

葛瑞絲：「不知道，他又來到了一個門口。」

至青老師：「嗯，你知道你去哪個地獄嗎？地獄有好多種喔。」

葛瑞絲：「他抬看了一下上面。」

至青老師：「看了一下上面？什麼意思？」

葛瑞絲：「因為您問他是什麼地獄，他抬頭看了一下門上面有沒有寫字。」

至青老師：「嗯，看一看，如果能認出來的話，告訴我。」

大師：「好像寫了一個『食』跟一個『餓』，肚子餓的餓，就是有一個吃東西的。這裡有很多大肚子的人。」

至青老師：「那是餓鬼道，不是地獄，是餓鬼的地方，也就是你吃不到東西。」

葛瑞絲：「空氣中有很多香味，是有很多煙，不能說是香味，像很多食物剛出爐的那個蒸氣。」

至青老師：「嗯，我看看將來能不能給你燒一點東西，讓你聞到那些香味。那個香味會讓你覺得比較飽，不那麼餓。」

大帥：「這裡（餓鬼道）的人有點好像神經病。」
至青老師：「是的，是的。」
大帥：「他們像發瘋的樣子，可是我很瘦啊！我也會變得像他們那樣嗎？」
至青老師：「你會變那樣！」
葛瑞絲：「他哭了！」
大帥：「時間到了！」
葛瑞絲：「他說他好像必須得進去這裡。」
至青老師：「嗯，好，你記得喔，在這裡的時候，盡量保持清醒，不要被你旁邊的東西嚇壞了。」
葛瑞絲：「那他在那時還會在這裡嗎（指老師家門口），老師？這是我問的。」
至青老師：「嗯，問問他呀！」
葛瑞絲：「你在那兒時，還可以在這裡嗎？」
至青老師：「他沒有回答。他現在人還在不在這裡？」
葛瑞絲：「他好像要走過那個門了，然後跟妳說再見。」
至青老師：「走哪個門？」
葛瑞絲：「就是有一個門，然後他必須要進去。」
至青老師：「他人還在不在這裡？有沒有看到他？沒有了？」
葛瑞絲：「嗯，就是他在另外一個次元。」
至青老師：「他本來在這裡（指老師家門口），是不是？」

葛瑞絲：「對。他像消失了一樣（從老師家門口）。」

至青老師：「走遠了嗎？」

葛瑞絲：「進去了。他剛剛說『我必須要進去了，時間到了，必須要跟妳說再見』，但是我看不到旁邊帶他的人是不是黑白無常，我想應該是。」

至青老師擔憂地「嗯」了幾聲，「大師，記得喔，要想著光、想著愛，一定要有愛，那可以讓你早點出來。」

葛瑞絲：「他好像往下走，但妳講話時，他有抬頭看妳。」

至青老師：「記得要帶著光、帶著愛，不要記恨這麼多事。」

大師：「這裡有一個熱鐵鍋，有個鐵鍊，有個湯，有個熱水！（此刻大師看見一個很大的熱鐵鍋裝著滿滿的水或是油）。」

至青老師驚慌：「我的天啊！那就是……」

葛瑞絲緊張：「那是什麼？」

至青老師：「那是地獄了！」

葛瑞絲：「嗯，但他沒去那裡！」

至青老師：「沒去那裡？」

葛瑞絲：「他只是告訴我們有熱鍋、熱水、也可能是熱油，但他沒去那裡，只是經過，他還嚇了一跳說『這裡有熱水，好大一鍋』。」

至青老師鬆一口氣，笑著說：「只是經過。你是幸運的，沒有進去那裡，我以為你要進去地獄，我心裡蠻難過的。」

畫面中，大帥從剛才有熱鐵鍋裝滿水或油的地方離開。

大帥：「我現在看見有一個很熱、很熱的地方，走在那石頭路上會燙傷。」

葛瑞絲：「他要帶我們地獄一日遊嗎？他現在怎麼還能和我們講話？他進去地獄了，怎麼還能給我們看這些畫面？剛剛他好像還在我旁邊一樣（像跟著我一起以四十五度角懸空的位置往下看著自己）。」

至青老師：「他帶我們大家地獄一日遊。大帥，保持清醒！」

葛瑞絲：「他現在來到鋪滿燙石頭的地方，走路會燙傷腳，不過他也沒進去，只是經過。他繼續往前走，來到崇山峻嶺，像是曾經下過雪的雪山，長不出任何草的山呈現鐵灰色，他們開始在山路上繞著走，路很小又危險，有很多人掉下去，掉下去之後又爬上來；他們繼續往前走，不知道要去什麼地方。」

至青老師：「大帥記得喔，你現在還能保持清醒，這是很重要的，你慢慢就會了解。但是現在我要先跟你講，你要收下這一句話──『現在你眼前所看到的，都是你自己的幻覺』，雖然對你來說非常真實，因為你以前做錯很多事情，所以現在看到的景象就會這樣，只要你心裡懷著愛，原諒人，有了愛，這些東西就會立刻消失的。」

葛瑞絲：「有黑色的大海、波濤洶湧的黑色大浪、黑色的水，他知道不是天黑，是天空很暗。」

至青老師：「保持清醒，因為你讓我們看這些，等於你在教我們很多事情。謝謝你，大帥！」

葛瑞絲：「他現在好像戴著手銬腳銬了，剛剛沒有。」

至青老師沉重地說：「我想他是往那邊（指地獄）走。」

車上（我們）的氛圍變得非常凝重。羅已經掉下眼淚。我感受到老師非常擔憂的心情，但仍然按耐住悲傷不停地鼓勵大帥。此刻畫面變化的速度與驚險，就猶如當初我們在大帥的告別式經歷，我不知道除了繼續轉述大帥的話語和看見的畫面外，還能做什麼？

葛瑞絲：「所以也許這條山路是往下的。」

至青老師：「是的。經過了餓鬼道，現在大概是要往地獄去。」

至青老師：「保持清醒，你還是可以讓自己多一點愛。」

葛瑞絲：「他說他已經聽不懂什麼是『愛』了，這個字對他是『沒有意義』的，旁邊出現骷顱頭人！」

至青老師：「如果你知道它不是真的，它們會走的。」

葛瑞絲：「他說左右都有人帶著他，是不是黑白無常帶著他？」

至青老師：「心裡不要害怕就可以，就沒事。」

葛瑞絲突然興奮喊著：「他不是一個人，他左右旁邊有人。」

但是至青老師似乎沒有聽見我說的這句話。

至青老師繼續向大帥喊話：「想著光，想著光，你要去的地方沒有光，就是自己要去想光，自己要把光想出來。」

葛瑞絲：「他開始看到黑色的水，好像黑蟲子一樣，一顆顆大水珠滾動、滾動、滾動，就變成黑蟲，他往那個地方走，那個蟲子發出『嘶、嘶』的聲音，他又往下走。」

至青老師：「定一點，定一點。」

葛瑞絲：「他看到有個森林，人肉森林，有些樹上掛著一些人，不知道是被割還是被殺，屍體都是血淋淋模樣。」

至青老師問大師：「你害怕嗎？」

葛瑞絲：「他沒有感覺，就是看著。」

至青老師：「想著光喔，繼續想光，想盡辦法去想光。」

大師：「這個地方還有人被吊在樹上鞭打，痛苦大喊啊！這裡面還有我認識的人。」

至青老師：「你認識的人？誰？」

大師：「一個胖胖的人，我看過他，好像是我的同學，偷過錢。然後也有好多女生，像鬼一樣，沒有穿衣服，裸著身子在樹下哭。有一些很奇怪的孩子，好像不是人。我不想待在這裡。」

葛瑞絲：「他好像開始害怕了。」

至青老師：「你不要怕，心裡想著光。也許他們只是帶你遊一下，經過而已，然後你可能會回到這裡來，假如你不怕的話。」

大師：「我們又回到海浪上了。」

至青老師：「啊，回到海浪上面？」

葛瑞絲：「黑色的大海浪上面。」

至青老師：「記住，這些都是你的幻象！心裡想著光、懷著愛，這些都會離開消失的，你會回來這裡！」

大帥：「愛就是愛別人嗎？」

至青老師：「是的！」

大帥：「可是我要愛誰呢？」

至青老師：「你愛我們每一個人啊，我們現在坐在這個車子裡的人不值得你愛嗎？」

大帥：「可是好難喔，你們都比我好，看到你們就討厭。」

至青老師：「不行，這是你的大毛病，得改掉，不然你就下去（地獄）了！你心裡想著要感激我，至少我是你該感激的，還有葛瑞絲，你也要感激她吧，如果不是透過她，我就不可能知道你的狀況，你就不可能到我家裡來了。」

葛瑞絲興奮大喊：「他看到觀世音菩薩了！祂在黑色海浪上面，祂好像一尊巨大的淺灰白色石頭雕像，然後他們朝著祂走的方向前進。」

至青老師：「你要記得，心裡一直喊、一直喊、一直喊觀世音菩薩，不要間斷，祂來幫你了。」

大帥：「海上突然出現很多人要往觀世音菩薩方向游去，但是我比他們快，他們是游，但我好像是在上面飛飄前進。」

至青老師：「是，祂在幫助你，要感謝祂！你身邊的人都是觀世音菩薩，所以你要感謝，你活著或死了或怎樣，只要身邊有人，就都把他們當觀世音菩薩。」

大師：「我現在爬到了祂的手上。」

此刻我看見大師安心地跪在巨大觀世音菩薩的手裡。

至青老師：「好。」

葛瑞絲：「他就是像這樣（我伸出我的手），一個小人，這麼小一個（約五公分），觀世音菩薩握著大師，不知道要帶他去哪兒，好像是往光去，原本黑色的天空，突然天邊出現了一絲有微亮的光，祂們往光飛過去。」

至青老師：「那是因為你心裡想著光、懷著愛，記得不要記恨任何人，不要嫉妒任何人！」

在祂們抵達光的前一刻，大師問至青老師一個問題。

大師：「妳有跟小悅（大師前妻）說，要她原諒我嗎？」

至青老師：「我有跟小美（大師多年的女友）說了，然後我想小美會告訴你女兒，而你女兒一定會告訴媽媽（小悅），但是小悅始終知道的。」

大師：「妳怎麼知道她知道呢？」

至青老師：「我們是許多年的朋友，我很清楚她，她跟我談過很多次關於你的事，她從來沒有生氣你，也沒有恨過你。我這陣子忙著寫書，但是我意念上一直在跟小悅溝通。我相信你能理解的，我意念上一直在跟她溝通，不需要真正打電話給她。」

葛瑞絲：「老師，他上去了一個地方，然後……」

大師高興大喊：「哈哈哈！祂們也給我一個指令！」

葛瑞絲：「老師，這是他的幻覺嗎？這是真的嗎？他手上拿了一個東西耶，他說

『哈哈哈，他們也給我一個指令（一個令旗之類的），然後又要我下來！』」

至青老師：「你看，你如果開始愛別人，開始感激的話多好，太好了。」

葛瑞絲：「他拿了一個令旗又下來，也許他正在做他的人生目的。」

至青老師：「對，人活著不做，死了才做。」

葛瑞絲驚訝：「死了也可以做，把握機會？」

大帥：「他們說我可以坐在這裡（老師家門口），一直到某一個時刻。」

至青老師：「好，那你回來坐著，然後你要做什麼？」

大帥：「但是我已經不能當大帥了！」

至青老師：「也很好，你可以丟掉大帥這個身分，你不需要當大帥，你要重新做……可能不是人，不管是什麼，但是重新來過。」

葛瑞絲：「他現在變年輕，但不是我認識的他了，可能是他年輕的樣子……黑色長髮，本來的大帥是稀疏白髮，現在他變得很帥。」

至青老師：「喔！記得了！永遠記得光！」

葛瑞絲：「他講話的聲音也不一樣了，以前是『至青啊』！現在變得溫柔斯文。」

至青老師：「你知道你現在是誰嗎？你會到哪兒去？」

大帥：「妳會認出我的。」

至青老師：「什麼時候認出你啊？」

大帥：「妳死的時候。」

至青老師：「哈哈哈，該我死了。」

直到這一刻，我們所有人才真正放下剛剛原本緊張擔憂的心情，因為大帥的答案而哈哈大笑！

葛瑞絲：「他講的好實在喔。呵呵，反應這麼好，越有智慧了。」

大帥對至青老師說：「妳會記得我是來幫妳的！」

至青老師：「所以你是誰？」

葛瑞絲：「他現在講話態度不太一樣了。不像旁邊的小智（另外一位坐在老師家門口的人）一樣覺得自己很帥地撥弄頭髮。只見風吹了一下，他撥了裙擺，以打坐姿勢坐下來。」

大帥很帥氣說：「好吧，我就坐在這裡等上課，妳要講什麼給我聽！」

葛瑞絲：「但他講話語氣沒怎麼變（大概原來的習性騙不了人），現在他手上多拿了一本書。」

至青老師：「現在你應該看得下書了，你以前看不懂我的書。」

大帥：「我不知道妳說的『以前』是什麼。」

葛瑞絲：「他否認了，好像沒有『從前』這件事一樣，他說：『妳一直都認識我啊。』」

至青老師：「有這種事啊？」

大帥：「雖然我在上面（指天上）不是跟妳同一個位置，在稍為下面一些，但我們也是在那個地方的！」

至青老師：「你還挺驕傲的喔，是否要謙虛一點，真是不改大帥本色。」

大師：「大師就是我在人間其中一個化身，他當然會有我一些樣子，妳不要忘了我在天上是誰！」

至青老師：「好。不會忘記的！」

大師：「但是妳之後要做的事很難，這真不是人做的！」

葛瑞絲：「我想他指的是那些黑衣權杖人，因為我看見他們的畫面。」

至青老師：「沒關係，我是人，我太笨了，笨人不怕困難，再難的事我都不怕，只會去接受。」

大師：「上面的人說，祂們通通會來幫妳，妳不會是一個人。晚上不要胡思亂想，不要放棄，不要嘆氣，不要哀怨，不要抱怨。」

至青老師：「喔，是，你都看到了。」

大師：「上面的人都知道，妳講的每個字、每一句話，祂們都有聽到。」

大師：「祂們在上面，就微笑了一下。」

大師的意思是至青老師在底下抱怨，他們（上面的神佛）就是微笑了一下，他們也是無奈，但就是笑了一下。

至青老師：「好，不抱怨了，愈來愈少抱怨了。」

大師：「不能想死，妳離死還早的很，妳身體健康，離死還很久。」

至青老師：「可不可以減一點壽？」

大師：「這是妳的承諾，我也改不了。」

至青老師：「對不起，是我的承諾。」

大師：「但是妳門口的小智，他們會解決掉。」
至青老師：「解決掉是什麼意思？」
葛瑞絲：「就是不會讓他一直在妳心裡負擔，我猜測祂們會幫助他。」
至青老師：「他（小智）非常需要幫助。」
大師：「妳放寬心，這個男的大概也去不了什麼好地方，妳只能接受。」
至青老師：「這樣啊。」
葛瑞絲：「要妳不要傷心的意思，妳要看淡，妳現在是人，若看不淡，但是回去時大概也看不淡，他嘆了一口氣。」
至青老師：「但是你能幫他嗎？」
葛瑞絲：「我不能啊！妳在我上面都幫不了，何況我在妳下面。」
至青老師：「但是你可以跟他溝通一下。」
大師：「我不理這吃義大利麵的人！他吃個壽桃，我就跟他講話。」
我想他（指大師）之前個性就是如此，我問至青老師，他是不是這樣？
至青老師：「他以前講起話也是這樣。」
葛瑞絲：「但是大師（現在）溫柔氣質多了，習氣不見了。」
大師：「倒是妳的女兒，機會比他大多了。」
至青老師：「好，感謝！」
大師：「妳就不用煩惱兒子了，他自己會找到出路！」
至青老師：「是。」

葛瑞絲：「他大概把老師最擔心的都講出來了。」

大師：「妳媽媽過的很好，很歡樂的一個人，常常會帶領我們做快樂的事。妳爸爸還是跟以前一樣古板無趣，老是講一些我們不想聽的話，他的課特別無聊，特別的傳統，我想他大概需要下來學一學如何教課。」

葛瑞絲：「我想上面的人（指大師）大概也會抱怨的。」

大師：「我還必須在這邊坐一段時間，我的任務還沒完成。」

至青老師：「你會來聽課嗎？」

大師：「我一定要去聽課，這也是我的任務之一。上次我說，我沒有指令，是因為我忘了，請妳叫其他的人不要笑我了，我上次在這邊打滾，他們都看見了，我覺得有點不好意思。做人會忘記很多事情，原來我不是沒有指令，請不要看不起我，我只是忘記了。」

至青老師：「你可能要學的，即使被看不起也無所謂……」

大師：「我沒有被看不起的想法，只是告訴你們不要有這個想法，對身為人不好。」

葛瑞絲：「他不是講振動頻率，他講能量，這個想法的能量對我們有傷害，他要我們反省。」

大師突然說：「天上那道光的門要關了，妳的老師阿彌陀佛說……」

至青老師：「阿彌陀佛說什麼？」

此時我只見阿彌陀佛給出一道非常強烈的金光，至青老師非常期待的等待大師的回覆。

葛瑞絲：「大帥說，老師您可能已經聽完了，可能意念裡面（已經聽完了）。他說阿彌陀佛說了一道光，您得自己揣摩一下。」

葛瑞絲：「祂給了妳一道很亮的光，我想也許老師您會讀到祂的意念！大帥笑您了，我想他是在笑。」

大帥：「沒辦法，位階高的祢們大概都是這樣講話。」

至青老師：「我今天是人嘛，能不能幫幫我啊？」

大帥：「不可說啊，說了我就沒命了。」

天機不可洩漏的意思。

大帥：「我看到您的蓮花座位，祂們幫妳保持的很乾淨，很大一個蓮花座位，不用心急的回來，沒有灰塵，妳不在也沒關係，不用那麼快回來，祂們不孤單！」

至青老師：「喔，哈！他們不孤單。」

大帥：「但是祂們都會在。只要妳要開課，祂們都會來幫忙。但祂們說『妳不一定要再寫書了，太辛苦了，倒是妳要不停的講課。』」

至青老師：「這才辛苦呢。」

大帥：「不停的講課，才能真正幫助人們，妳要不停的講，這是使命之一，不得有休息的一天，『講』就是妳的任務之一。」

至青老師：「好。我本來打算寫書之後就不講課了。」

葛瑞絲：「所以祂們說妳要不停的、持續的講課。」

至青老師：「現在怎麼稱呼你？不是大帥，怎麼叫你？」

大帥：「『帥哥』還是可以的。」

至青老師：「大帥！」

大帥：「大帥俗氣了一點。帥哥、書生也可以，我其實很喜歡看書，只是有時候看不太懂！」

自此後大帥改名為「帥哥」

至青老師：「我以為他會害怕，但他沒有害怕，一直走下去，經過了餓鬼道。」

葛瑞絲：「你還沒回答你穿什麼鞋子呢？」

帥哥：「唉呀小姑娘，隨便妳畫了，穿什麼鞋子都可以，就是記得不要把我畫醜了。」

帥哥：「右邊後面的黑衣權杖人那一群比較危急，可能妳要常常跟他們說話。」

至青老師：「我以為他們身上的蟲掉出來會好一點，現在還很危急啊？」

帥哥：「他們是特殊的CASE。」

至青老師：「這是不是你說的『我的任務很艱難』？」

葛瑞絲：「不是，是他們之後出來的。是後面的。」

帥哥說：「這個是人，後面出來的是神，比較麻煩困難，處理人簡單，處理神比較難。」

葛瑞絲：「他說的是那些神人（神族）嗎？」

至青老師：「不是，是惡魔。」

葛瑞絲：「喔，不是那個阿努納奇星球（指尼比魯）的神？」
至青老師：「嗯，有可能是他們，但黑衣權杖人是人。」
帥哥：「人（非人與活著的人類）不難，後面的神（神族）比較難。」
至青老師：「理解。我們就離開吧！感謝你，帥哥，我們很愛你。記得，心裡要有光，要有愛。」
葛瑞絲：「他把黃色指令捲軸打開給您（老師）看一下。」
帥哥開心：「我也有這一個（指指令）。」
至青老師：「好，太好了。要記得感謝，不要太驕傲了。」
帥哥將指令捲起收回之後，謙虛的說：「好。」

7-7 大帥（帥哥）的啟發

二〇二〇年十月二十三日。

我重新紀錄大帥這三段神奇的際遇時，似乎懂了一些什麼，於是打電話給至青老師。

我問：「大帥之所以在最後危急階段得以提升，『懺悔』是最重要的因素，對嗎？」

至青老師：「對，一定先要懺悔。」

「除了懺悔之外，我聽見老師不停告訴大師要感激，一定要感激並且帶著愛。如果按照他的事件，推理到自己身上，我現在的病情再度有狀況，面臨了第四次危機，是不是意味從兩年多前出院到現在，我還沒有學會真正的『感激與無條件的愛』？」

至青老師：「可以這麼說。」

「我一直以來做的、自認為的『無條件給予、無條件接受』練習，根本不能算是無條件的愛，是嗎？」

至青老師：「因為妳的程度不同，所以當妳做練習時，我覺得很好，因為我看重的是妳的起心動念。」

「我其實根本不知道真正的重點在哪裡，我用自以為是的方式在練習無條件的愛，但其實還沾不到無條件的愛的邊。可是我會感激別人。是不是我只感激對我好的人，無法真正感激對我不好的人，至少在真正對我母親懺悔與感謝之前，我是完全做不到的？可是我又必須得經過這一個過程，對嗎？」

至青老師：「對的，妳一定要靠自己主動去體悟，也才有今日的這番話，我所能做的就是在一旁耐心的等待。」

「這些練習過程，如今對我來說很可笑，但他們對我又極其重要，因為沒有之前的練習就不會有今日的明白。」

至青老師：「是的，這所有的一切只能靠妳自己體悟，而這些練習對妳的成長也非常的重要。」

大師最終的提升令我意識到，原來自己花了許久的時間，還是沒有理解何謂真正的感激與無條件的愛，也因為他，我問自己：「我真的明白什麼是懺悔嗎？」這個看似我在幫助大師的過程中（幫忙翻譯他所說的話），事實上是他幫助了我成長。

在今年（二〇二〇）九月，終於對我母親懺悔之後，有一天用餐時，我的左後方出現了一位金色阿彌陀佛，雖然是一剎那，但那一刻我內心感受到滿滿的喜悅、溫暖與全然的愛，感受到宇宙溫暖地擁抱我，看見母親對我的愛，感受到至青老師給我的愛，感受到我被所有的人愛與呵護著，覺得自己從來沒有受傷過，也無須害怕。

至青老師告訴我，「那是自性本體出現的一刻。」

每個人這一生中一定都曾感受過自己的自性本體。

如今回想起來，當時出現的阿彌陀佛也許是在教我要如何生出真正的感激與愛。

Chapter 8

黑白無常與人生目的

很小的時候曾聽過「黑白無常」（民間俗稱七爺八爺）的故事，知道人在往生的時候，黑白無常會出現，來帶領往生的人到地府。對我而言，也可能對大多數的人而言，黑白無常就是「死神」的象徵；當黑白無常出現之時，代表你可能死了，或者正在邁向死亡。

但就我到目前所觀察到的，除了死亡之外，黑白無常的出現也和我們人生目的息息相關。我有幾次看見黑白無常的經驗，而他們就出現在我朋友的身邊，每一次，我都認為朋友就快離世，但事情的發展卻出乎預料。

8-1 黑白無常出現代表的意義

我生平第一次看見黑白無常，是在去年（二〇一九）十月的某一天。朋友小柔（化名）到我家做客，小柔很年輕就結婚生子，是傳統的家庭主婦，她的學歷並不高也沒特別學習其他的工作技能，平時喜歡和朋友相約喝下午茶與熱衷運動健身，身體還算健康。中年之後，丈夫事業不順，她迫於無奈開始打工，賺錢養活自己。在自食其力的這幾年裡，她與先生相處並不好，因為長期以來，她的認知都是「男主外，女主內」，賺錢養家是先生的事，認定一生只需要「依靠」先生便足已。其實他們夫妻的感情並不是特別好，小柔先生年輕時工作順遂，收入豐富，生活無虞，也有餘力帶全家出國遊玩，但小柔視一切為理所當然。

她的先生曾經不只一次告訴我，有好幾次，當他拿生活費給小柔，她甚至連看都不看一眼的就說：「才這麼一點啊，放在那邊就好。」連句謝謝都沒有對先生說過。平時對先生也是頤指氣使，說話大聲，一不高興就轉身走人。小柔的兩個兒子也都非常害怕媽媽，她一生氣就大聲說話。先生是個好脾氣的人，可是長年下來也忍受不了太太的態度，覺得太太總是瞧不起他，對他說話也不友善。在他中年事業不順的時候，太太依舊不改她的脾氣與個性，先生傷心之下曾經離家出走失聯約三週，因為事業不順與太太態度不好雙重打擊下，心灰意冷，期間還一度想要自殺。先生回家後，因為賺錢不易，這一生未曾在外工作過的小柔，便不得不開始工作養活自己。

但是小柔非常不情願地工作，一想到自己工作上的辛苦與勞累，便開始生氣抱怨先生，覺得自己的不幸都是先生的錯。她時常對我說：「年輕時是先生要她不用工作，專心在家帶孩子就好，沒想到現在的生活如此慘。」小柔時常換工作，經濟不穩定，但她依舊不改原來的消費習慣，花錢上健身房，也經常因為錢的問題和先生起爭執，對他講話的態度也愈來愈差，夫妻當然就漸行漸遠。認識小柔的這幾年來，她幾乎沒有一天不抱怨她的先生，她的心裡充滿對先生的怨氣。

小柔住在我家的這天晚上，我第一次看見黑白無常。他們站在小柔房間的床尾看著她，當時的她正躺在床上準備睡覺，之後我看見另一個畫面——小柔手上鎖著沉重的鐵手銬，腳上綁著鐵腳鐐。她的前方有一條長長的灰暗道路，路的盡頭是地府的一扇大門。黑白無常站在她的右側，用鐵鏈拉著她戴上手銬的手往前走。小柔雙肩垂下，低著頭，沉重地一步一步往地府的門前邁進。

當時，是我生平第一次看見黑白無常，我非常害怕，雖然常聽見黑白無常，但親眼見到是另一回事。我的第一個想法是，小柔是不是就要死了？那一夜我懷著揣測不安的心情入睡。

看到黑白無常的隔天，我和小柔吃午餐時，她認真告訴我，「現在工作的薪水不夠用，想再打工賺取更多錢。」談話中，我注意到一個很重要的細節，這回不像往常地抱怨先生無法賺錢養她，而是直接了當說要去兼差來養活自己。我很訝異她的轉變，建議她，不要再找服務生或清潔員之類的打工，不如先去學習一個專業的知識與技能以增加原本的薪水。

因為我們在這一世所學的每樣學識跟知識都會帶到下一世，而學習專業會讓我們在知識與學習更上一層樓，相對的薪水和工作環境也可能會更好。再者，若在這一世開始學習專業的技能，下一世如果我們又做人，再次學習這項技能時也可能會比這一世更容易上手，也許還能開創這個專業的高峰。而我知道小柔在面對孩子的時候特別有耐心與愛心，這樣的態度也比較能夠提升振動頻率，我建議她可朝此方向思考，進而好好發揮自己的長處。小柔聽了我的建議，便上網搜尋保育人員相關的進修資訊。

當時我建議小柔學習與保育人員相關課程，只是希望她能夠看見自己溫柔、細心與體貼的一面，因為她看到孩子總是特別開心，如果做相關的工作，至少在工作上她抱怨的情緒會大幅度降低。如果她到托嬰中心工作，可能需要參與設計幼兒課程，也會刺激她開始去思考如何引導幫助孩子成長，藉此來培養自身的同理心。

再隔天，我趕緊打電話告訴至青老師，我所看見的畫面，也問老師：「黑白無常

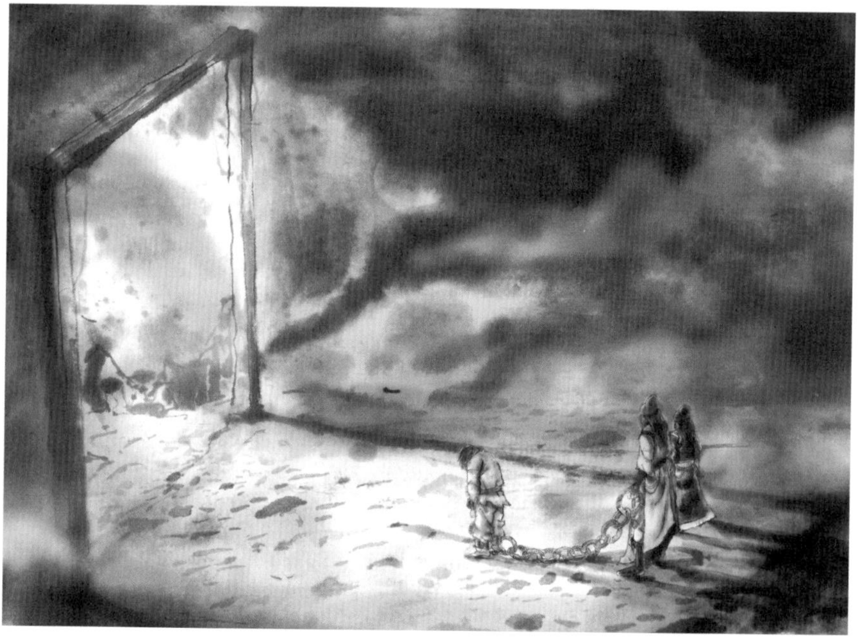

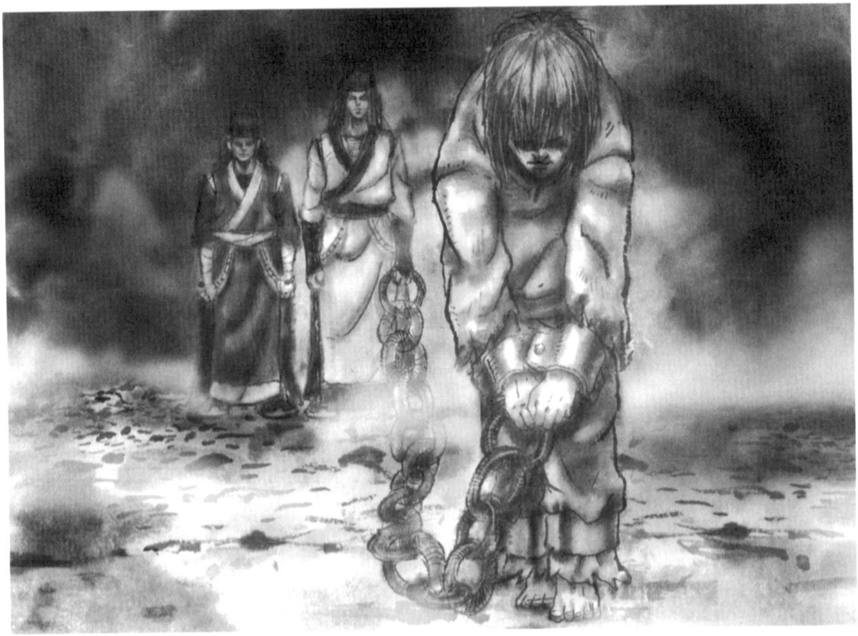

的出現，是不是表示小柔就快要死了？如果她死了，是不是就代表她會去地獄？」

老師當時安慰我說：「如果是只有黑無常一個人出現，通常就代表這個人沒剩下幾天就會走了，但如果是黑白無常兩個人一起出現，可能她還有一點時間。如果她這幾天就走了，她非常有可能去地獄。」

事後我才知道，老師當時的說法是在安慰我，幫助我的心情穩定下來。事實上不管是一個黑無常或是黑白無常一起出現，都代表著情況已經非常危急，小柔很有可能即將會面臨死亡，也很有可能去地獄。

至青老師：「她最近有發生什麼事情嗎？」

「沒什麼特別的，不過昨天早上她做了一件與平常不太一樣的事情，她說錢不太夠用要去兼差，但這一次她一句話都沒有抱怨與批評她老公，就只是冷靜的和我商量這件事。」

至青老師：「太好了，妳放心，光憑這點，她可能還不會這麼快走，她還是有一點機會的。」

老師當時為什麼這麼說呢，因為，這個「不生氣」對小柔的將來是大有幫助。

我：「在這個時刻我能為她做些什麼？」

至青老師：「盡可能讓她明白她的人生目的，就像當初我去醫院看妳，對妳說的話一樣。」

我：「我建議她去學習保育人員，可以嗎？」同時也告知老師我的出發點。

老師：「可以，沒問題。」

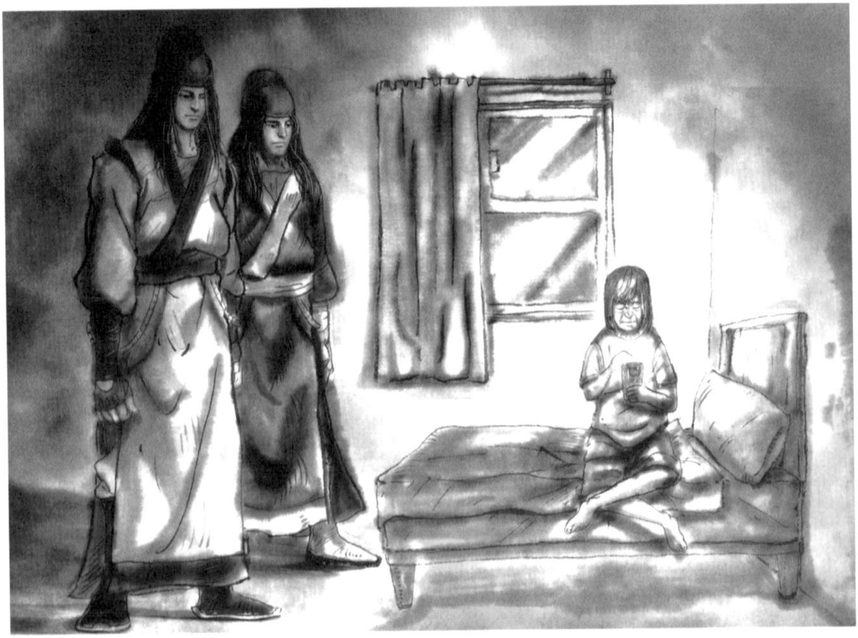

與至青老師電話討論後，我內心依然非常焦躁不安，既不能告訴小柔我所見，又要在一旁鼓勵提示她，對我而言真不是一件容易的事，但是我又不能眼睜睜地看著她走向地獄，我內心的慌張除了至青老師以外，不知道還能和誰討論。至少我現在知道小柔首先要面對的是不依賴、不抱怨與生氣（特別是不能生氣）先生沒有給予經濟支援，並且完全相信她自己是有能力工作，照顧自己的人。

黑白無常第一次出現的三週之後，小柔再度來到我家做客，雖然很想詢問關於上次談論「學習專業知識」的後續，但我並沒有主動開口，因為我知道，如果要一個人發自內心真實的改變，過多的關心與幫助只會剝奪她成長的機會。至青老師說過「阻礙他人成長」是幾乎等同於「殺人罪」，所以我一直在旁靜靜地等候與觀察。

那晚黑白無常再度來到小柔的床尾，但這次他們只是看著她，沒有任何動作。

這是我第二次看到黑白無常。就在我緊張擔心並且猶豫著是不是應該要告訴小柔所看到的畫面時，小柔突然問：「葛瑞絲，上次妳上網查的保育人員上課相關報名資料，可以傳給我嗎？」

我回答：「妳只要在手機上搜尋『保育人員報名』的關鍵字，就找得到相關的資料。」我沒有直接提供相關訊息，或再次上網幫她搜尋資料，因為一個人如果要成長，一定要靠自己「主動」。

就在她拿出手機，自行輸入關鍵字，按下「搜尋」的那一刻，黑白無常即刻從床

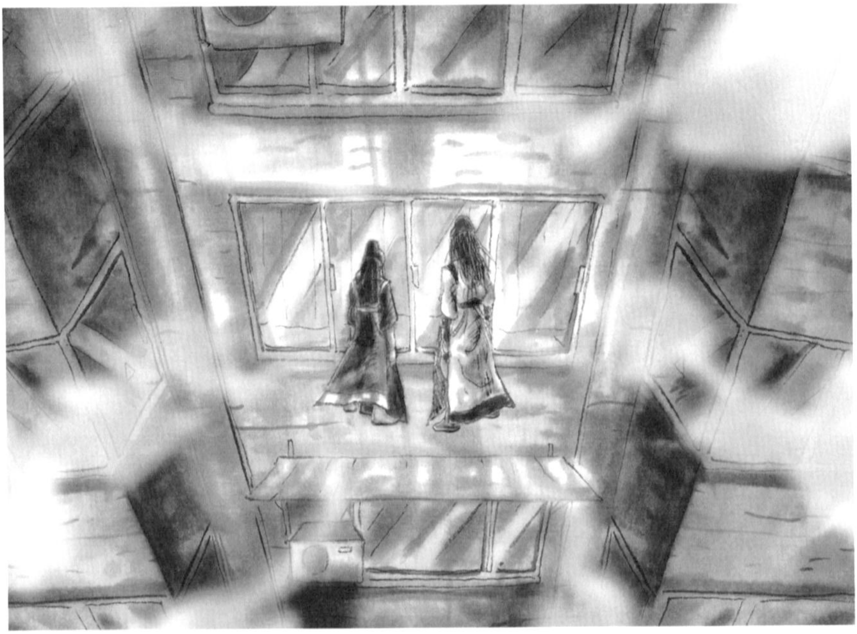

尾退開，從房內退到房外，再退到整棟大樓之外，然後消失。看著這一畫面，我驚訝地說不出話來！

後來我將此事告訴至青老師。

老師說：「這真是太好的消息了，因為小柔開始動腦筋思考並且做她的人生目的，所以黑白無常『暫且』離開了。」

老師要我不用擔心，小柔「還不會」立即離開人世，因為她也開始「面對」她的課題，就像我當初在醫院與至青老師三個多小時的談話便迅速地復原出院一樣，我開始思考要如何「做」我的人生目的。

再隔一週，我與小柔見面吃飯，這次是我第三次看見黑白無常。這一次畫面中，黑白無常拔出小柔的舌頭，看到這一幕真是嚇死我了。

隔天我再打電話給至青老師，問：「我看見的畫面代表什麼？小柔會去地獄嗎？她現在正在接受處罰嗎？」

至青老師冷靜地問：「妳有看見血嗎？」

我：「沒有。」

之後我們知道，我看見的應該是地獄的第一層——「拔舌地獄」，為什麼我會看見此畫面呢？因為小柔說話的語氣很兇，時常是以命令式的方式與人溝通，生氣時說話語氣更是不好，即便她的家人已經提醒過她很多次，她依舊我行我素，並認為「我就是如此！」與至青老師討論之後，我知道小柔接下來要練習的是「理性的溝通」，而且絕對不能再口出惡言。

事後再與至青老師討論，我才知道，小柔真正要放下的是內心的「恨」，特別是對先生的恨，這股恨意讓她不願意上班，也不願意為自己負起責任，也是這股恨意所以黑白無常出現在她身邊。而老師當時說她還有一點時間，其中關鍵就是小柔要找兼差時，沒有埋怨先生。黑白無常第二次出現時，小柔開始思考如何找更好的工作，也願意去學習，所以黑白無常「暫且離開」，也就是小柔還有機會繼續在人世間學習，就像我一樣，到今天都還有機會活著學習。

一年之後，我再度見到黑無常出現在小柔身上，立刻想起老師當時的話，趕緊關心小柔的近況，她對現在的工作同事非常不滿，因為同事對她說話粗魯又難聽，她想辭職又怕工作不好找，錢不夠用，再度對先生心生怨恨，責怪人生不如意都是先生的錯。也因為這次事件，我更理解至青老師的話，小柔真正要學習的是放下心中的「恨」，而當她原來的習性又再度出現的時候，黑白無常也會再度出現。

另一次看見黑白無常的經驗，是在二〇二〇年五～六月，他們曾多次出現在我朋友小銘身邊。

第一次出現時，我們正在車上，黑白無常就坐在車內的後座上。即使我已經見過他們幾次，可每次見他們總會令我心慌，特別是他們距離我很近時。

我禁不住想他們是來找我嗎？

我最近有偏離我的人生軌道嗎？

我是不是做了與人生目的無關之事？

我是不是又貪心了而不自知？

正當種種擔心的想法從腦海冒出時，小銘下車到便利商店買飲料，此時我的頭不自覺往右轉向便利商店的方向，彷彿好像有人輕輕地將我的頭往右推了一下，而我的雙眼莫名直楞楞地望著小銘，我驚訝地想，難不成黑白無常是來找他的嗎？他最近做了什麼不好的事情嗎？還是他生病了，但我不知道呢？亦或是我誤會了，也許害怕黑白無常是來找我的，所以我逃避地認為他們是來找小銘的？

那天回家後，因為黑白無常的出現，我再度輾轉難眠。

幾天後，黑白無常又出現，這次我看見一個畫面——有一位男人身穿白色破舊長衣，頭髮凌亂地紮起，手上戴著厚重的鐵手銬，身上被鐵鏈五花大綁，雙腳跪在木製的斷頭台前。他的頭在斷頭台上，刀片很靠近他的脖子，似乎是在等待被斬首。白無常站在他的右斜前方約三公尺的位置，黑無常站在距白無常約一公尺的左側。我仔細一看，發現這個男人是小銘。

白無常右手拿著一條又粗又長的鞭子，鞭打著小銘的背並嚴厲審問他：「說，你說不說？」

小銘咬牙切齒憤怒地回：「我不說！」

白無常繼續鞭打再問：「你承不承認，你錯了？」

小銘更憤怒地回：「我沒錯，我沒有錯！」

這畫面就好像老師上課說的，人死後會經過審判庭一樣，對我而言，我認為小銘

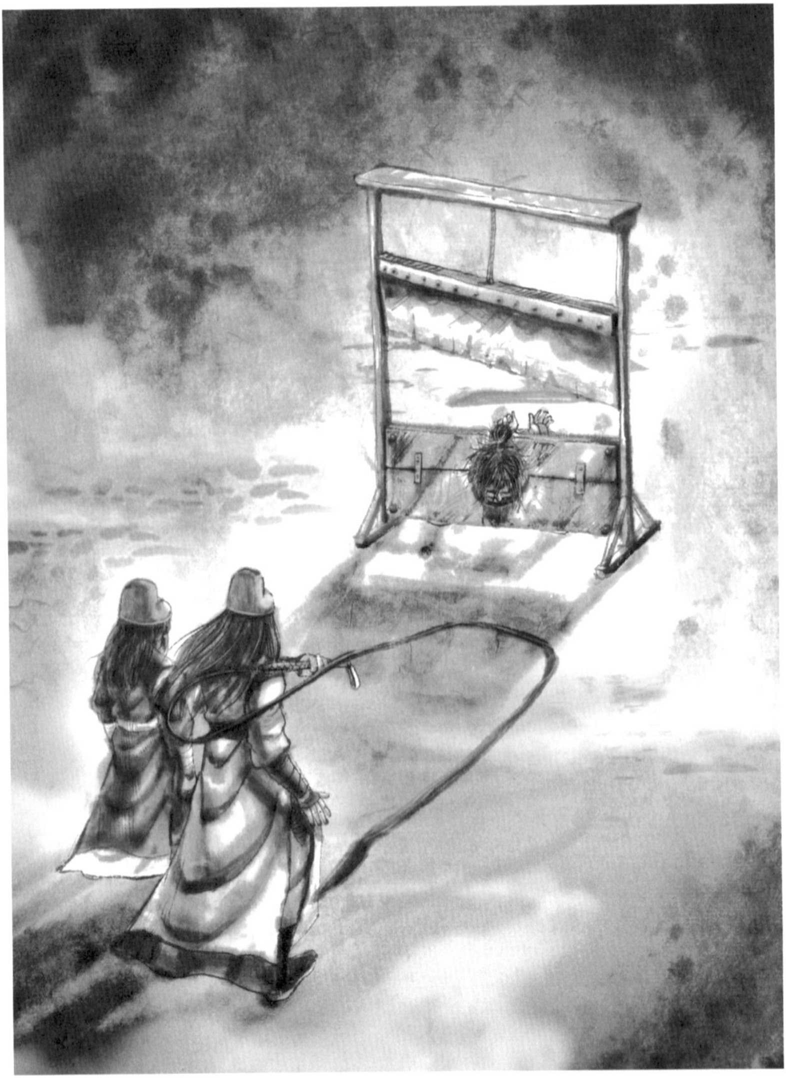

當時正在被黑白無常審判。

看完畫面後我更確定前幾天看見的黑白無常是來找小銘的，我開始擔心他是不是即將要死了，就像當初黑白無常來找小柔一樣，我焦慮了好幾天，猶豫不決是否要告訴他，但又擔心說了也沒有幫助，而且我完全不知道黑白無常為什麼會出現。至青老師也勸我耐心等候，並盡我們所能的去提升與幫助小銘。但先不告訴他，我所看見的畫面，不但對提升他的振動頻率沒有幫助，反而讓他緊張焦慮就不好了。

但我心情卻愈來愈不好，我想著小銘還年輕，已經結婚育有一子，孩子尚且年幼，他如果真的出意外走了，那他們一家該如何是好？但是我心裡著急也沒有用，因為我根本不知道該怎麼鼓勵他。畫面中只看見黑白無常嚴厲審問他：「你承不承認你錯了？」並沒有發現其他的線索，但是我知道小銘是一位不願意承認自己「有錯」的人，任何大事小事，若是他做錯，他的第一個反應就是「生氣」，之後推卸責任到他人身上，覺得自己跟這件事情毫無關係，千錯萬錯都是別人的錯。小銘曾經幫朋友買早餐，買錯餐點，朋友對此事並沒有生氣，但他卻生氣，反過來責怪都是朋友沒有交代清楚，所以他才會買錯。

小銘也是一位比較容易情緒化的人，很容易因為別人的一句話就心情低落很久，工作上不主動也提不太起勁，若是同事或老闆批評他的工作表現，便會生氣地不完成負責的項目，或拖很久才完成，下班後會帶著怒氣回家，常用打電動來宣洩情緒。

儘管如此，我還是不知道該如何幫助小銘，也不知道到底要對他說什麼才有用，後來我決定告訴他，小柔的事件，明示暗示並且再三強調，做錯事就直接承認，不要生氣，不要時常心情低落，也不要常打電動，要對自己的人生、家人、工作負責任，更不要以為黑白無常只出現在特定某些人身上，我們每個人身邊都會出現黑白無常，如果今天是你身邊出現黑白無常，你突然走了，你的家人怎麼辦呢？

我當時還不知道黑白無常出現的因素到底是什麼，所以將猜測到小銘需要面對的事情都提醒他，最主要是提到「情緒管理」與「對自己負責任」。

五天後，我又第二次看見黑白無常出現在小銘身後。當時他正在工作，處理一件非常棘手的案子。黑白無常就站在小銘的身後看著他工作。我不知道他們已經站了多久，約二分鐘後，黑白無常突然轉身離開了。

再過幾分鐘後，小銘突然與我說起工作上的事情。他表情愉悅：「我今天有一個大突破，之前遇到不會的難題，總是想要『自己』想出解決的辦法，因為我覺得問這種問題很丟臉，不想讓老闆覺得我笨，也因此常很焦慮不知道該怎麼完成工作，然後就會生氣，認為是這個項目太難了，而不是我不會。但是今天我鼓起勇氣，打電話問老闆，雖然我還是猶豫了一下才提問，結果我很開心，問題一下就得到解答，不知道我以前為什麼不直接問就好。」

事後我猜測黑白無常的出現是在提醒小銘要面對他的課題，而他們的「暫時離開」也正因為小銘選擇「問問題」，而不是和往常一樣生氣並遷怒他人。

（半年後，我回過頭看黑白無常和小銘的對話，猜測也許當時黑白無常是要提醒小銘「懺悔」，承認自己做錯事（具體做錯什麼事情，我不知道，很可能是與工作有關，因為當時黑白無常轉身離開之時，小銘的工作態度與他原本的習性不同），但我當時並沒有理解這個畫面的意義可能與「懺悔」有關，其中很有可能是因為當時自己也不理解懺悔的意義。）

過一個月後，白無常一個人再度出現在小銘身邊，而當時我們正聊到關於他的工作與投資虛擬幣的內容。對於白無常此時為什麼出現在小銘旁邊，我當時想不通。這次之後，白無常也偶爾會再出現。

（這個事件半年後，小銘因為被警察開了一張罰單，很生氣的認為老天總是在他有多餘的錢時，讓他有一些突發事件，而不得不花錢。就在這個時刻，我看見白無常再次出現在他身後，我猜測也許小銘的課題和「金錢」有關；五天後小銘對某個停車場過高的收費又生氣了，但當時付停車費的人並不是他；再隔一天，我突然想起半年前小銘和我聊工作與投資虛擬幣時，白無常也曾經出現過，經過這幾個事件，我自己推論也許半年前白無常的出現，也很有可能和小銘「金錢」的課題有關。）

這次看見白無常我突然想，黑白無常的每次出現可能是與人生目的有關。於是我致電給至青老師，詢問黑白無常的出現是否有可能與人生目的大有關聯。

至青老師回覆：「是有可能的。」

而這件事情之後約三個月，我再次看到黑白無常出現在我家，更加深我的猜測。當時是晚上用餐時間，我正在寫「人生目的」時，女兒突然問我，「媽媽，什麼是癌症？人為什麼會得癌症？」

我簡短地解釋什麼是癌症後，她接著問：「生病一定會死嗎？」

我當機立斷認為這是一個教育人生目的大好機會，便慎重其事告訴她：「人本來就會死亡，有一些人可能是因為沒有做他／她的人生目的，生重病，也有些人是像媽媽一樣得癌症。」

女兒擔心地問：「媽媽，妳會死嗎？」

我答：「暫且不會，因為我正開始做我的人生目的。」

她繼續問：「什麼是人生目的？」

我答：「人生目的就是我們來世界做人的原因。」

她再問：「要怎麼做人生目的呢？我的人生目的是什麼？」

我認真回答她：「孩子，我不知道妳的人生目的是什麼，包括我自己的，我也不是完全知道，但是我知道如何做，我們只要從現在開始對自己的每一個『角色負責任』，只要對『人生的每一件事情負責任』，就是在做我們的人生目的。至青老師也說過愈是困難的，愈是我們不想面對的，往往其中就可能有我們的人生目的。例如有時候妳問我：『媽媽，我這樣很棒嗎？』我答：『妳對自己負責任的時候，最棒了。』」

女兒一知半解地說：「我們做人就是要來學習對自己負責任的，對嗎？」

我回：「太對了！」

就在我與女兒談論人生目的此刻，再次看見黑白無常出現在我們談話的餐桌旁，原本比我們高大的他們，特意顯現出和我們坐著時同樣的高度，而黑白無常雖然一同站著，但前後大約相距半步，也就是說，黑無常站在白無常後面半步之距。

至青老師曾經說過：「我認為特別是白無常的出現，可能更與人生目的有關，只要我們談論到與人生目的相關的內容時，他就會記錄我們每一個人說的每一句話，做的每一件事情，而我猜測白無常的出現，就代表著他正在做紀錄。」

至青老師也告訴我，從白無常站在黑無常前面的這個畫面來看，我們可以猜測白無常可能是人生目的代表。

在那之後，我便不再害怕看見黑白無常，因為他們的出現可能並不只是因為人要往生，更多的時候我認為很有可能是和我們的人生目的有關。

8-2 人生目的呈現方式

就我個人而言，雖然不曾看過黑白無常在我身邊出現，但在二〇一七年（我病危前約八個月）曾經看過兩次西方「死神」出現在我身邊的畫面。西方死神第一次出現約是在二〇一七年六月，他身穿黑斗篷，感覺陰森，但只出現一會兒就消失了。第二次出現是在二〇一七年八月，當時我處於「憤怒與報仇」的狀態，我與一位朋友鬧得不可開交，我非常非常生氣，但仍告訴自己要冷靜下來，「絕對不要生氣，不要報復，要理性的處理與面對。」就是這時，死神再度出現，這次他對我說了一句話：「這次我就放過妳，下次再來。」之後就消失了。

當時我並不清楚死神的出現與我自己的人生目的有關，而認為他的「暫時離開」，是因為我讓自己冷靜思考、不生氣，而且絕對不復仇。

藉由小柔、小銘和我自己的例子來看，我得出一個結論，不論是黑白無常或是西方死神的出現，皆很有可能和我們內心的「恨與憤怒」大有關聯，只不過我們每個人恨的事件與人不同，也可以說面對恨與憤怒並轉化成愛、原諒與接受，很有可能是我們的人生目的之一。

至青老師曾提到過，每個人在實踐自己的人生目的時，所看見畫面會有所不同；也就是說，如果人類眼睛能看見的話，有些人可能會看見黑白無常，像我認為當初自己看見的西方死神應該也與人生目的有關，而有些人可能會看見光或是其他的呈現。

我還有另一次經驗，在我寫書的某一天，我看見窗外白雲中，出現一道金黃色偏白、像日出般圓形的光；當我在思考書的內容時，這道光會從空中下來到距離我頭頂約兩公尺的位置；而當我坐在書桌前書寫時，光會降臨到我的頭上，書房會突然變得明亮，感覺上這道光與我一起在寫作；而當我寫了一段落，在休息或做其他事時，這道光又會回到雲中。

在看見這道光的幾天之後，我歸出一個結論，當我正在行使我的人生目的時，光會下來與我同在，而當我做其他事情，例如看電視或做家事，它便上升回到空中。

我認為宇宙讓我看見這道光，是在提醒我，我目前走的方向是對的。事後我也求證了至青老師。

老師告訴我：「我們要做的練習便是時時刻刻有意識地去做人生目的，讓自己能夠隨時隨地都保持在這道光裡。也許今天停留的時間是一秒，但是沒有關係，慢慢練習後，也許明天會變成二秒鐘，後天是三秒鐘，之後光停留時間愈來愈長，到最後時時刻刻都與這道光在一起。這就是我們的人生目的，佛陀就是二十四小時無時無刻都在這道光裡。」

我認為宇宙已經經常在我們的日常生活中透露重要的訊息，包括人生目的訊息，只是我們從未留意也未多加思考。這些例子對我是極大的警醒與無法言語的震撼，原來「死亡」的到來，不單純只是因為年紀衰老或病痛纏身，任何時刻假使我們不明白也沒做我們的人生目的，一位看似健康的人隨時都有可能藉由各種方式離開人世。而黑白無常和西方死神的現身，我猜測是在提醒我們要把握機會面對自己的人生目的。

Chapter 9

婚姻出軌的小智

9-1 小智的無知

小智（化名）是至青老師認識很久的一位朋友，目前還活著。在他知道自己可能即將不久於人世後，他的潛意識來到至青老師家門口，沒有人知道他何時來的。我們僅能從與他對話之中猜測也許他已經待了好一段時間。

小智結婚之後就不停的出軌，有許多女朋友，對婚姻不忠誠，欺騙他的妻子、孩子，也欺騙自己。他極度愛面子，也不認為有死後的世界，認為活著時候做的錯事會隨著這一世的結束，也一起結束，不願意相信人往生時所有的意念與習性都會帶著走，做過的每件事情都會產生業力。但從以下的對話來看，我想也許小智的潛意識是知道也相信的，也可能是這個原因，所以他來到至青老師家門口。

二〇二〇年九月二十二日。

至青老師說：「葛瑞絲，妳問他為什麼要跪在這裡？」

小智：「我在這裡懺悔。」

至青老師說：「懺悔什麼呢？」

小智：「我不想說。」

此時我看見小智的腦海中，浮現了與其他女子做愛的畫面。我告訴至青老師所看見的畫面後，看見小智留下後悔的眼淚。

至青老師說：「這麼多世以來，情欲一直是你最大的課題。」

小智說：「我不懂，有性欲為什麼有錯呢？」

至青老師解釋：「有性欲不是有錯，但振動頻率越高的世界，就越沒有性欲，也越沒有男女分別。」

小智：「我不懂妳說的話。」

至青老師：「你需要上課才會懂。」

小智：「我聽不懂妳上課的內容。」

從這句話我們推測，小智應該是參加過七月二十四～二十六號的三天課程，但可能因為他沒有理解課程的內容，所以他至今還在這裡沒有離開。

至青老師突然提及：「你記得小迪先生（化名）嗎？」

智突然大怒的說：「不要跟我提他，我已經跟妳說過很多次了，不要跟我提他！」

至青老師：「這與你的課題有關，所以你這一世會遇到小迪先生，你要面對他。」

此時畫面中，我看見小智瞬間回到了小男孩的模樣，上身赤裸，下半身穿著長褲，在一片漆黑中，他用著一雙驚恐的大眼睛，望著一個地方，他非常害怕，內心糾結著，彷彿害怕「恐懼」也會降臨到他身上。

至青老師開始對我講述小迪先生的所作所為，他是小智的養父，是一名農夫，農場需要很多人力，而最省錢的方式就是領養孩子，所以小迪領養了很多小孩，向政府申請補貼金，小智是他領養的其中一個孩子。小智十歲來到小迪先生家，十歲之前的他在街上流浪，到處乞討。小智在小迪先生家目睹了很多他無恥的作為，像是強姦養女。至青老師提起這些事時，小智突然很害怕地要至青老師不要繼續講。

但至青老師告訴小智：「你一定得面對，不然你為什麼要跪在這裡呢？」

小智害怕地說：「我知道妳會幫我，妳說過不會拋棄我。」

此刻畫面中，我看見至青老師是白衣觀世音菩薩的化身，小智流著淚，抓著白衣觀世音菩薩的裙角傷心地說：「請妳不要拋棄我，請妳救救我。」

至青老師：「我一定會幫你，但是你一定要明白很多事情，只有透過上課，你才能夠成長。」

至青老師提及小智以前的女朋友：「你曾經做錯了很多事，你要懺悔，你要向你沒有負起教養責任的孩子懺悔，還有墮掉未出世的孩子，你要在還活著的時候向他們懺悔，真正的懺悔，一定要靠你親口說出來，你還活著時一定要明白，只有這樣才能夠幫助你自己。」

至青老師也提及小智的親人，「你也要和他們聯絡，打個電話也可以。」

小智又立刻生氣：「我沒有親人！」

至青老師：「你怎麼會沒有親人呢，你得面對他們，他們是跟你有血緣關係的人。」

小智：「我說不出來，我就在這裡懺悔不行嗎？」

至青老師；「當然不行，你一定要親口說出來，面子沒有那麼重要，一直以來你非常愛面子，現在你已經沒有剩多少年好活了，要把握機會懺悔。」

此刻畫面中呈現小智有點類似半透明狀，好像要離開這裡。

至青老師：「你不要怕，就在這裡等上課吧。」

之後我向老師提及，剛才提到小迪先生強姦養女的時候，我看見小智很害怕，他心中想著很想救這些女孩，但是他不敢，他很憤怒自己沒有救她們，因為他很害怕自己會遭遇跟他們一樣的事情。

在我說話時，小智突然開口：「所以我為了要拯救這些女孩們，我愛她們，我是真心愛她們，所以我才和她們發生性關係，我和小迪不一樣。」

葛瑞絲問至青老師：「老師，您知道小智婚後交很多女朋友是這個原因嗎？」

至青老師：「我知道，但這只是其中一個理由，他還有很多其他理由。」

我一開始聽見小智的回答時，一度心軟同情他，甚至認同他的理由，但聽見至青老師的回覆之後，我覺得自己實在是太蠢了，這麼容易就上當。

至青老師繼續對小智說：「要幫助這些女生有很多辦法，但不是用你男性的魅力與你認為的愛去照顧她們，是要想辦法提升她們的振動頻率。」

小智：「妳能夠幫助這些女人嗎？」

至青老師：「她們一定得靠自己明白，才能夠幫助自己，她們跟你一樣都得上課。」

此刻，畫面中的小智突然變得年輕帥氣，好看的短髮，強健的肌肉，上半身赤裸，下半身穿著長褲，他驕傲的仰著頭，撥了一下短髮，彷彿知道自己長得好看又帥氣！

葛瑞絲：「哇！小智年輕時是美男子呢！好像他的帥氣兒子。」

至青老師：「是呀，他年輕時真的非常好看！」

這時，畫面中出現很多中國女子，她們有著一樣的黑色長髮，身穿雷同的中式連身長裙服裝，上半身似乎是白色的，下半身是粉紅色。她們全都瑟縮在一起，躲在小智的身後。

至青老師說：「不行，不行，小智，你不需要保護她們。」語畢，他們立刻分開，每個人都跪在至青老師家的門口。

小智在聽完至青老師講一段性欲的話之後，一度陷入沉默。

葛瑞絲對小智說：「我前世在埃及的時候也是這樣騙自己，『因為我想要重建亞特蘭提斯時期，想生很多的亞特蘭提斯寶寶』，但根本上就只是跟我的性欲課題有關，我為自己編造了一個冠冕堂皇的理由。」

小智：「如果按照妳（至青老師）上課所說的，是不是很有可能，我其實只是想要有性，並不是真的愛這些人，也不是真的想要幫助她們？是不是我也需要接受，這些女人有自己的業力，才會遭遇到這樣子的事。」

至青老師說：「是的。」

9-2 小智的悔悟

二〇二〇年十月三十一日。在經過一個多月之後，我們再次與小智對話。

至青老師：「小智，你怎麼樣？」

葛瑞絲：「他生氣不想理你，頭轉過去同時哼了一聲。」

至青老師：「你在這兒聽了這麼多的對話，難道學不了一點東西嗎？」

小智先哼了一聲，接著說：「妳都不來，都不跟我講話，也沒有看我，我每天都在這裡，妳也不跟我打招呼。」

至青老師：「你可以主動跟我說話。」

小智：「如果我主動的話不是有損我的顏面嗎？」

至青老師：「這個顏面有什麼了不起？你死的時候帶的走嗎？」

小智：「我現在還帶著。」

至青老師：「你帶著就永遠上升不了，你的面子一點都不重要，你死後一點都不重要，你現在就已經快死了，知道嗎？你就得利用時間。」

小智狡辯：「沒關係，那只是我的肉身，我的意識不會死。」

至青老師：「你的意識就是你現在。」

小智：「我看到旁邊的這些人，我覺得有希望，也有救，我一定一直跪在這裡，我不會走。」

至青老師：「你跪沒有用，只是一個形式，就像面子一樣，只是形式，所以你跪著也是形式，你的意識才是最重要的，你意識不改變，現在不改變，你死後也不會改變。」

小智：「可是我跪很久了。」

至青老師：「你聽不懂嗎？你意識上一點進步都沒有，如果要上升就完全靠你意識上的轉變。」

葛瑞絲：「老師，現在出現一個很奇怪的畫面，我們跟小智講話的同時，我看到另一個人（現在還活著的小智），就是您一跟跪在這裡的小智說話，還活著的小智開始頭痛（好像突然內在有什麼東西發作一樣）。」

至青老師：「嗯，那我現在是跟誰說話呢？跪著的小智，你現在聽得到我說話嗎？」

葛瑞絲：「他聽得到。」

至青老師：「你要記得。」

葛瑞絲：「但是，他活著的本人，此刻他本人頭會痛。」

至青老師：「那是一定要頭痛的，因為你已經好多世都不改，這一世幾乎是你唯一的機會。」

小智：「妳記得嗎？，有一世我是一個英雄。」

至青老師：「當然。我們人都有狗的一世，也都有英雄的一世。」

小智：「我才沒有狗的一世。」

至青老師：「我也有啊！我相信我有連狗都不如的時候。」

小智：「我不相信。」

至青老師：「不說我，我們講另外一個人，這樣你可能會比較容易聽得懂，像佛陀，他說自己至少下過十八次地獄，可是大部分人都不懂啊。所以你真的要在人世間時，趕快懺悔。」

小智：「我已經不能、沒有辦法有性行為了嗎？我再也不能有，因為我老了。」

至青老師：「現在你如果不悔過的話，那麼我猜測，你可能好幾世，你即使當人的時候，你本身就沒有性行為的能力，然後會羡慕別人、嫉妒別人，那滋味不好過。」

小智：「這是詛咒嗎？」

至青老師：「不是詛咒，這是告訴你實情，一定會走上這條路的，你在那之前還會下好多次地獄。我在課堂上講，層級越高、越上面的世界裡，性行為、性能力就越少，他們的情欲與性欲也越淡，肉體上的接觸也越少，在我們三維人間是你的性器官要插進對方的性器官裡面，就是肉體產生最大的接觸，這是人間的性行為。但是到了天上，比如說到了最靠近人類的天界，在那個階段，他們不需要插入，擁抱一下就性交了。再上去更高級的天堂呢？可能是手碰手一下，性行為就已經結束了。然後更上面，就是更高級的世界呢，這麼瞄一眼就完成做愛的程序了。反正越高的世界，性欲越少也越淡，更上面就根本沒有性行為了，那個時候就雌雄同體，男跟女是沒有差別了。所以，只有越低級的世界，像人類所處的三維世界就是低級的，或者甚至動物比人類還要低級，才需要強烈的性欲和性行為。」

葛瑞絲：「他生氣了，他聽到『低級』這兩個字時，眼睛生氣發出利光！」

至青老師：「是的，的確非常低級！」

小智：「妳不要跟我解釋性行為，我懂的比妳多太多了。我到底要懺悔什麼呢？」

至青老師：「就是這個性行為，還有你對性的意識和觀念都要改，這種是欲念。」

小智：「我已經懺悔過了呀。我上次跟妳講，我想拯救她們呀，然後妳說我錯了，我也接受啊。我這樣不算懺悔嗎？」

至青老師：「你想去拯救她們，靠什麼拯救？靠跟她們發生關係，這是完全錯誤的方法呀，你不能夠跟人家發生性行為去拯救她們。」

小智：「可是那些女生看起來好漂亮，我沒有辦法不跟她們發生性行為，我看到她們就想要撲上去，怎麼辦？」

至青老師：「你只有讓自己不要，現在就學習讓自己高級一點，就是你想像你死後要上升做天人，就是比做人類還要更高的，就一定要把自己的欲望控制好，你現在就要去掉欲望。」

小智：「我看到她們很漂亮就流口水，這件事怎麼辦呢？」

至青老師：「你想想我說的話，越高級的世界，就是欲念越少。」

小智：「我就是聽不懂這句話呀，什麼越高級欲念越少，我承認我低級嘛，我就是欲念多嘛，我就是放不下呀。」

至青老師：「如果和你做愛的其中有一人，她家裡有孩子、有丈夫，他們會不會恨你？也就是你越愛她們，越跟她們有關係，恨你的人會越多，這些人全部都會來找你。」

小智：「如果我喜歡的女人是單身的呢？」

至青老師：「你還是傷害了你太太，對不對？你每做一件這樣的事情，就再傷害了你太太一遍。」

小智：「可是我太太不會來跟我報仇。」

至青老師：「但是這個天道、宇宙會幫她報仇啊，她不需要自己去恨你，她不會向你報仇，但是這個宇宙是有定律的，因為你違反了這個定律，傷害了這麼多人，即使是和一個單身的女人交往，也傷害到你太太、你的婚姻、你的孩子，當然他們都不會來找你報仇，你的孩子們都很愛你，但是宇宙大自然的道理是自然循環，永遠要平衡，祂自然而然的會幫我們報仇。」

小智：「妳的意思是不是譬如說，我讓別的女人生下孩子，然後我又沒有養他，那麼他就變成一個孤兒，就會恨我，就像我是孤兒，我也恨人家一樣。這個變孤兒的恨，因為我受過這樣的傷，我可以理解這個恨。但我不太懂那個丈夫的恨，沒有辦法想像他怎麼恨我。」

至青老師：「很好，至少這是一個開端。想像你太太跟別的男人做愛，作為丈夫的你會不會生氣、你會不會想殺她，或殺跟她做愛的那個男人？」

小智：「會，但我會選擇去跟更多的人做愛來報復。」

至青老師：「所以，他報復你，你報復他，那你跟太太出軌的這個男人之間，就永遠沒完沒了的。回頭想想，你跟這麼多女人做愛，要跟多少人沒完沒了？所以你就永遠進地獄了，才剛出來又進去，再出來再進去，然後你出來再做人，這些人都要向你報復。」

小智：「如果我跟這個女的發生關係，然後她老公要來報復我，他的報復有可能是來跟我在一起，然後背叛我，就是來欺騙我的感情。所以如果我這輩子騙了十個人，可能他們下一世都出現了，我就一次被十個人糟蹋。」

至青老師：「或者一次被一個人糟蹋，十個人分別在不同的十世來找你。」

小智：「我就要一世一世的經歷被拋棄，像我這一世一樣嗎？」

至青老師：「對。」

葛瑞絲：「小智此刻心痛了。」

小智：「我現在念南無觀世音菩薩，南無阿彌陀佛，南無……」

至青老師：「對。還有你得接受要去地獄。」

小智：「我不能接受。」

至青老師：「你以為懺悔了，就可以不去地獄？沒有這回事，你是一定要去的。」

小智：「我現在轉身跟後面那些女人道歉。」

至青老師：「你有沒有辦法讓她們也改變？因為她們跟你一樣無知。」

小智：「我怎麼改變她們呢？」

至青老師：「你跟她們說道理。把你剛剛說的話，跟她們說清楚。」

小智：「妳們會跟我一樣，一世又一世的被愛人拋棄，始亂終棄，不停的被劈腿，然後都沒有人愛，痛苦的不得了，因為妳們做錯了。」

至青老師：「不止這樣子，這個叫做『餘報』，剩餘的『餘』，是在人間受的報，但你每劈一次腿，就得為那一次劈腿先進地獄，出來以後才是『餘報』，就是在人間受人家拋棄。」

小智：「那我不是要被拋棄無數次嗎？」

至青老師：「你是沒有辦法避免的，但是你懂了這個道理後，進地獄時會好過很多，在地獄也會有貴人幫助你，你一定要先懺悔、先懂道理，一定要知道自己做錯了。」

小智開始哭泣。

葛瑞絲：「老師，小智現在看到一個西方的地獄，西方的死神和東方的長得不太一樣，比較兇狠，身穿黑斗篷，頭上有兩根尖尖的角，很可怕。」

至青老師：「那是惡魔的地獄。」

小智：「我不要去那個地方。」

至青老師：「現在開始，你真的要接受，然後最重要是你要懂，懂了以後，想辦法改變你後面那些女人，一個個跟她們講道理，跟她們說她們將來也會這樣。」

小智：「我根本不認識她們，她們長的好可怕啊！我以前跟她們在一起的時候，她們就長這樣嗎？」

至青老師：「是，在十分鐘之前，你才說她們都好漂亮。」

小智：「但是她們剛剛不是長這樣，不是，這些女人不是跟我發生過關係的人！」

至青老師：「是的。你懂了以後，她們就對你沒有吸引力，你越無知的時候，她們對你的吸引力就越大，因為你無知，你懂嗎？因為你低級，你懂嗎？」

小智嘆一口氣說：「唉，我實在很難接受跟這些人發生過關係，更難接受我要看著她們講課，她們流的口水比我還要多，全身都黏答答的，有點可怕，我非得要對她們講嗎？」

至青老師：「你還是不明白，我們這個世界，都是由你自己的意念、你的意識，也就是從你的眼光看出來的。你看見什麼東西，那個東西就存在。」

小智：「所以妳的意思是說，妳看她們很美是嗎？」

至青老師：「我看就是她們原來的樣子，但是我有慈悲心喔！不管她們美醜，對我來說都沒有影響，我一樣愛她們，就像你這麼壞，但我一樣愛你。你拋棄別人的事情，這是很大的壞。你跟人家做愛，不負責任就跑掉了，這個就是拋棄，也是不負責任，所以你一定要入地獄的。」

小智：「我不知道這個是拋棄。當我這樣做的時候，就像手上拿一把刀在她們身上割一樣嗎？」

至青老師：「是的，她們心裡非常痛苦，你心裡當然也痛啊，你對她們是很大的傷害，就跟你傷害你太太一樣。」

此刻小智心裡也痛。

小智：「我也是拿一把刀在我太太身上割嗎？」

至青老師：「是的，而且你對她的傷害更大，割的比對其他任何女人都深。」

小智：「因為她最愛我嗎？我都不知道我這樣傷害她。」

小智再度哭泣。

至青老師：「這是你今天最大的收穫。」

小智：「我太太為什麼要忍受我呢，為什麼不走呢？我要和我太太說對不起。我不知道要說幾次，但我現在真的很對不起（此刻他心裡一直不停的說對不起），我沒有臉跪在這裡，我還是不要待在這裡。」

至青老師：「沒關係，待在這兒我可以幫你，我會慢慢跟你說，好不好？以後你去地獄的時候，在地獄也會有人幫你。」

小智：「不要幫我了。」

至青老師：「嗯，你會經過這個階段的，但是知道自己錯在哪裏最重要。我今天很高興看到你成長了，你看那位黑衣權杖人（請參閱本書第十二章），當初他也不承認錯，但後來從他身上掉出好多蟲，就代表他成長，你看他現在多好，而且他潛力很大，將來有一天會比他以前羨慕的那些神族的地位還高。你想不想做這樣的人？如果想，你就要有耐心。」

9-3 小智的領悟

故事的最後，我今天（二〇二〇年十一月五日）再度與至青老師通電話，並聊起小智的孩童及青少年時期時，小智全神貫注地聽著我們的對話。當老師提到小迪先生，小智開始抱著肚子大吐了好幾分鐘，在聽到養父強姦養女時，他趴倒在地上吐。

老師認真對我說：「葛瑞絲，我們從哪裡跌倒，就要從哪裡爬起來，絕對不能夠逃避，這是關鍵。」此時，小智崩潰大叫大哭起來「啊……」，他發怒生氣的大叫，像是在宣洩過往的怒氣。

老師告訴小智以前他曾經做錯的事情，但小智的態度已今非昔比，他現在願意承認錯誤並認真學習，最後老師告訴小智：「你一定要告訴還活在世上的自己，要讓肉體的自己親口說出懺悔，對每一個自己曾經傷害過的人懺悔，並且感激所有你遇到的人。」

小智：「我會一直告訴我自己（活著的本人），但是我很懷疑這件事情的可能性，我其實也很怕，很怕我不聽自己潛意識的聲音。」

至青老師：「你要想辦法說服自己，如果你的想法真的整個改變，可以讓你的肉體聽話的，**因為你的意識主導一切**。」

小智：「所以妳的意思是，他（肉體本人）就是我，我可以一直跟自己說，我根本就不用去顧慮我的肉體（本人）有多固執、多僵化、多愛面子，就是去做就對了！我要去認真打坐，認真跟自己傳達意念。」

至青老師：「太好了，我真高興你想通了。」

事後我回想起老師對我說：「葛瑞絲，人從哪裡跌倒，就從哪裡爬起來，絕對不能夠逃避。」這句話再度讓我想起跟我母親之間的關係，我因為太害怕承認自己有恨與報復之心，所以當初沒有智慧藉由我與母親之間的前世看出端倪，甚至假裝沒看見。也因為無法承認，所以從來沒有思考過為什麼母親和我的關係並不緊密，也安慰自己說：「大家都是一樣的，很多人都與母親關係不好。」

我想這就是我的無知。雖然如今我已明瞭自己的心態，也感謝母親幫助我提升，但是我的人生課題不會只有「面對母親」這件事，還有許多的人生課題等著我，一步一步學習，我期盼自己時時刻刻記得老師說的這句話，越是困難、害怕、恐懼、想逃避的，越要面對他，重新站起來。

同樣地對小智而言也是一樣，距上次對話兩天後（二〇二〇年十一月七日）小智告訴老師：「我當時外遇時不知道會有後果，我這一輩子說了太多的謊，我對不起我太太，我應該要牽著她的手，在她喜歡的秋天落葉下散步、夏天時候去沙灘踩踩沙、帶她去可看夜景的羅曼蒂克餐廳，用自己的錢請她吃飯。」

小智最後理解了，對這些女人抱歉、內疚的同時，也感激她們；感謝她們的奉獻讓他看到自己，也學習不帶情緒地去看待與小迪先生的過往，願意接受他曾經虐待自己，也謝謝他，讓他看見自己，任何事情都是一面鏡子。最終意識到當他帶批判想法時，他就扭曲了實相，世上所有一切就開始有美有醜，變了樣，因為他的主觀扭曲了實相。

看著小智從原本拒絕面對過往的恐懼、不承認外遇是錯、推卸自己在性欲上的課題在小迪先生身上，進而意識到內在有許多潛藏的憤怒，放下過去憤怒同時，也轉換提升了自己的能量，知道自己傷害了許多女人與自己的孩子，破壞了許多家庭，最後真心懺悔與學習感恩。這一路就像老師說的，從哪裡跌倒，一定要回去重新面對才能真正的站起來，而小智與我正朝這個方向努力前進。

Chapter 10

我與遠古或異次元高靈的接觸

10-1 非人類的出現

我在二〇一八年五月出院之後，通靈能力與日俱增，也就是說我所能夠看見的畫面與各個不同次元的非人類慢慢的愈來愈多，追溯的年代也愈來愈久遠。從最初我只能夠看見與自己有關的前世故事，偶爾也會看見自己家人和朋友的前世，甚至是其他的存有。

二〇一九年三月，我參與至青老師在廈門的三天課程，那是我第一次見到埃及神托特（Thoth）與阿努比斯（Anubis）出現。上課第一天，托特便以半人半鳥身出現，連續三天祂都站在講台的最前方，全程參與課程；而阿努比斯出現的方式至今令我難忘，我想也許祂當時可能是為了引起我的注意。

課程第二天，我坐在教室的最後方聽課，先看見兩隻黑色長長尖尖的大耳朵出現在我眼睛正前方，之後出現狗鼻子，然後是整顆狗頭，彷彿有人在我眼前示範如何畫畫。我困惑地想，為什麼要讓我看狗頭呢？瞬間，這隻狗突然變大，像個大巨人（約兩層樓高），狗頭人身，祂右手持權杖，威嚴地在教室後方走來走去，彷彿在看管這個區域。我當時並不確定出現的人是誰，隱約中記得埃及神話裡有狗頭人身的神，我特地上網查資料後，猜測祂很有可能是古埃及神話中的黑胡狼頭死神阿努比斯。

三天之後，至青老師到了泉州講課。在短短三小時的課程裡，出現了三位非人類：綠度母、祂身後是白衣觀音、觀音的後上方是金身的阿彌陀佛，這也是我第一次見到祂們。當然日常生活中看過這三位神佛的照片，但自己親眼見到後的感受很不一樣。

自那之後，每次參與至青老師的課，總會看見我們人類稱為的「神」或「高靈」，而出現次數最多的是托特大神，有時祂是以半人半鳥出現，有時是以鳥身出現；漸漸的，我也習慣非人類出現在課堂之中。

一直到二〇一九年十月中，至青老師在台北有一場為期三天課程。最後一天下午，我忽然看見教室的右前方空間出現了許多較低次維度的「非人類」，他們類似古代東方社會官員、戴著黑烏紗帽、長相清秀與身穿高級絲綢衣服，坐在傳統木板凳上聽課。我當時清晰見到最前方三排聽課的人，在他們無限延長的後方還有許多坐在板凳上的人，但我只能看見模糊的影像。而在教室的後方空間出現許多穿著棉質衣服的普通百姓，有老有少、有男有女、拄著拐杖，穿著破舊衣衫的乞丐、氣質出眾，黑長髮，身穿乾淨白衣長裙的男書生。在教室的左邊空間是一大片森林，鳥身托特大師帶領著一群鳥類在前方，後面有許多的動物，小白兔、蛇、大熊等。我驚訝的是，這隻咖啡色大熊從森林深處走到前方，小白兔活蹦亂跳，鳥拍舞著翅膀飛到樹枝上，牠們都在聽課。我看見動物們活動的這一幕猶如置身一部動畫。之前我也曾看見過鳥身托特大帥帶領著一群動物出現在教室前方，只不過往常都是以靜態的方式呈現，就像是一幅美麗的畫，而這一次他們竟活動了起來。

而在他們之中有位身穿白衣的書生，至青老師依照我的描述推測，「祂」很有可能是樂母瑞亞長老級別的人物。在這一次的課程之後，我所能見到的次元與非人類愈來愈頻繁，樂母瑞亞長老與其遺族之後也再度出現，我在二〇二〇年一月旅遊到紐西蘭時，也遇見向我求助的「非人類」毛利人（Maori，是紐西蘭境內的原住民。請參閱本書第十一章）。

二〇二〇年二月初，我跟隨至青老師到達拉斯講課。在當地我也遇見了圓圓胖胖的「非人類」，在故事書裡才會看見的小矮人族與其國王，國王年紀稍長但沒有白髮，臉上有皺紋，他穿著披風，右手拿著權杖坐在王位上，下方有他的子民。他們個性單純直爽有點傻氣，手上偶爾發出光芒，感覺像是在施魔法。

矮人族國王對我說：「我們的資源愈來愈少了，所處的環境也愈來愈不好。我很想幫助我的子民，但是無能為力，也不知道該怎麼辦，看著我的子民生病，變的愈來愈虛弱，我很傷心。樂母瑞亞長老告訴我們這一門課，我跟我所有的子民都會前來上課。」在他說話的同時，我看見還有其他種族的人也來了，有透明薄翼翅膀的花仙子與花精靈族、飛蟲精靈族、巨人族、很像人類的半精靈族和美國當地族群。半精靈族站一個城堡的旁邊，城堡是三角形狀，城堡外站著兩排士兵（很多），每個人的右手都拿著茅，用悲傷的情緒對我說：「謝謝妳認出我們。」

結束達拉斯課程之後，我們要前往芝加哥，在達拉斯機場等候飛機時，我見到了三位高大（像山一樣高）的「非人類」，身穿黑色連帽斗篷披風。抵達芝加哥後，我見到許多高大穿著白色蓬蓬長裙的天使。停留在芝加哥的期間，也見到許多身穿連帽黑斗篷的黑衣人漂浮在半空中，跟隨在行人的身後。奇妙的是，黑衣人出現的同時也會有白衣天使的存在。

至青老師猜想這黑白兩大集團，可能是在愛德格凱西通靈紀錄裡所記載的，存在於古老的亞特蘭提斯時代的兩大集團：「黑暗之子（Sons of Belial）」與「合一之子（Sons of the Law of One）」。不過，在停留在芝加哥的期間，我未曾觀察到黑白兩派之間有任何互動，也沒有對我說過任何話語。

二月二十八日，我見到另一位手握權杖的黑衣人（細節請參閱本書第十二章），我當時也不清楚他來的目的，但從那之後我開始看見許多人類古代的畫面，經過推測，我認為很有可能是古代巴比倫的畫面。

這天開始，我發現自己開始看見與往常很不一樣的畫面，大多時候，我都不知道這些畫面訊息背後代表的意義，唯一能夠做的就是將其記錄下來。

我對自己所看見的畫面雖然覺得新奇，卻沒有過多的想法，首先任何向我求助的「非人類」，都是「邀請他們參加至青老師的課程，提升自己的振動頻率」，因為我知道自己毫無能力去幫助任何一個「非人類」的存有，他們只能自救。而我認為可能對他們最好的方式就是透過「自身的理解」，這是目前為止我所知道的最好方式。奇妙的是，這些非人類一聽完建議，都是很快答應並離開，甚至感謝我告訴他們這個訊息。而這個訊息似乎漸漸地也在非人類次元傳開了，我最初給出建議時並不知道對他們是否會有幫助，他們是否真的會來參加課程，只是抱持著分享我在課程裡受益良多的經驗，就如同我在課程裡對大家分享我在醫院奇蹟似地出院的故事，只不過分享的對象是「非人類」。

二〇二〇年四月二日，我看完一則報導美國紐約疫情爆發的新聞後，就看見樂母瑞亞長老出現在我的房間，祂身後的畫面空間切換成一間醫院，（很可能是美國，依稀聽見英文交談聲）很多穿著綠袍的醫生戴著口罩走來走去，許多躺著病床上的病人。之後，看見一些身上有黏液的人形（這些人形和前幾天在家裡看見的人形很雷同，感覺全身都是滑溜溜的，身上有許多黏液（我自己猜測這些人形代表的可能是已經往生的人）。

我不禁想，這些人和二週前出現的那些人有什麼關聯性？有沒有可能是因為疫情而往生的人？他們身上的黏液又代表著什麼？

這些在醫院的人形開口對我說：

「葛瑞絲，我們需要妳的幫助，我們死了很多人（這時他們身體融化了，黏黏的畫面）。」

「葛瑞絲，幫助我們。我們不知道該往何處去，困在這裡（這時我看到醫院和太平間），我們該怎麼辦？」

「葛瑞絲，用妳的智慧幫助我們明白人生的意義、人生的目的，教會我們如何『放下』，就像當初妳在醫院做的一樣，我們就不會困在這裡，我們會得到自由，我們想要自由。」

之後，畫面中出現另外一位全身穿白衣的中年人（也可能是老年人），類似耶穌的樣子，但我知道祂不是（祂也比耶穌老），金色的頭髮及肩，有鬍子。祂不是一個人，後面還有其他的存有，但是我不知道是誰。

白衣中年人對這些人形說：「對世界而言這是一個緊急的事情，我們將會失去許多愛的家人（這裡的家人，我認為代表的不只是與我們生活在一起的家人，而是世界上的每一個人），我們希望他們快樂並且安好，希望他們不會再受苦，然而，靈魂的旅程並不會在此結束，這是一條很長的路，很長、很長的路，死後的路將是一條艱辛難走，非常不容易走的路，你們一定要保重、小心謹慎，小心的選擇，並明智的思考，千萬不要進入任何洞口或是山洞，選擇人類的家庭投胎，明智的做選擇，不要生氣也不要報仇，對你們一點都不好。事實上，你可以說，這對你們是非常、非常、非常不好、甚至可以說是糟糕。相信至青告訴你們的話，並且傳播她在課堂裡面所教的內容。相信葛瑞絲，當她告訴你們，她所看見的畫面，他們沒有說謊。我們對你們保證，每一件至青提到的關於這條死後的道路的內容都是真的。她說的每一件事情都是真的，在這個世界上沒有另外一個人，能夠詮釋得比她更好，期盼你們都有幸能夠聽見她的課，趁還來得及，準備好上課。準備好上課。準備好上課。只要一有課就馬上參加，你們會聽到許多前所未聞的知識並增長智慧，至青的課是幫助你們提升唯一的方式，到此，再見。」

10-2 至青老師家門口開始變得熱鬧

二〇二〇年四月二十日。我們前往至青老師家的路上，我先是看見空中（不同空間）有非常、非常多的白色大鳥（身形與樣貌就像送子鳥）在空中飛翔，數量多到每隻鳥的翅膀都拍打在一起的感覺（大鳥擁擠的畫面就像在湖邊或池塘邊餵鯉魚時，飼料一丟下去魚兒就蜂擁而來）。

每隻白色大鳥的嘴裡叼著的都是一具屍體——穿著破舊白衣、披頭散髮、面像猙獰，這些大鳥們全都往至青老師的家飛去。至青老師家的社區大門口站著一位嚴厲的閻羅王，祂身穿古代的中式紅長袍，頭戴黑帽，這些亡魂全都畢恭畢敬地跪在閻羅王的面前。這些亡魂發現我在上空觀看他們之後，很兇惡的瞪了我一眼，彷彿是在警告我不要告訴別人這個畫面。

我說了一句：「恨才是讓你們上不去（指提升）的原因。」之後，我感覺頭痛，因為這些瞪我的亡魂們開始哭泣，聲音太淒厲，導致我頭痛。他們哭泣地跪在閻羅王的面前拜託祂放行（我自己猜測，這些亡魂們想要閻羅王放行，是指讓他們更靠近至青老師家）。

看完這個畫面時，我們還未抵達至青老師家，但離她的住處不遠了。車子下了交流道後，我看見沿著道路兩旁站著許多長相兇惡、身穿破舊白衣的存有，其中一些存有爭先恐後想搭上我們的車一同進到老師家，有些在車頂上，有三五個疊坐在車椅上，他們雖然可以上車，卻進不了老師家的社區大門。

在靠近至青老師家前方的兩塊田地，也跪著許多存有，而離老師家越近的存有，長相比較慈善面目、穿著也比較乾淨。而在這些存有的頭頂上方站著一些神明，我聽見祂們不停誦經的聲音。有一隻大鳥嘴裡叼著食物，邊飛邊灑落食物在存有們的身上。而我看見這些存有中，有一些人有著深邃的臉孔，一些人有著不同顏色的髮色，我想這其中來了許多的外國人，之中我還看見有深棕色髮色的人，我想起了幾週前所看見在醫院的人形，和有位類似君主戴著手銬，身後有著一大群子民的畫面，難不成是他們來到這裡了嗎？我並沒有答案。

抵達老師家門口時，我看見在高速公路上的閻羅王，還有兩個高大的侍衛（感覺跟閻羅王一樣高或高一點點，）身穿黃色的衣服，在老師家的大門口來回走著，像是守衛般保衛此處，但是原先跪在大門前那些淒厲哭泣的存有已經不在此。

這是我第一次在老師家門口看見許多的「非人類」，對於他們何時來的，是不是早就出現在這裡，來的目的是什麼？我當時一無所知。在那之後，我們每隔兩週或三週便會來觀察這些存有的變化。

二〇二〇年四月二十六日。我們又來到老師家，跪在田地的存有們低頭哭泣說：「我們錯了。」這一次，老師家的大門口站了一位很高大的白無常。

二〇二〇年七月二十四～二十六日。至青老師在台北有三天的課程。

第一天，我看見黑白無常身後帶領著那些身穿白衣的存有們參加課程。白無常高舉著一個黃令旗，所有的人規規矩矩地跟在祂們身後，以圍繞教室的方式站在外面的山坡和道路上，人數眾多，站滿了山坡。

八月九號，我們再次來到至青老師家，在高速公路上（離老師家不遠），我先是感覺一片祥瑞，之後看見許多白色的大鳥祥和的飛往老師家，下高速公路後，看見道路兩旁的存有們褪下了原先兇惡的臉孔，也不再爭先恐後要搭上我們的車，全都身穿白衣跪著哭泣懺悔，他們頭上是一片淡色的烏雲，有如天降甘霖般下雨在他們的身上。最上方還有一條很大的青龍，飛在空中，站在青龍旁邊的是一位身穿白衣、長像中性的一個孩童，與一位溫柔慈愛白衣觀音菩薩。

而在那兩塊田地的存有數銳減，僅剩寥寥可數幾位（我自己猜測，也許在上一次的課程中，許多存有已經提升離開了）但有一位黑長頭髮，低頭看不見臉（感覺像在懺悔），身穿白衣，跪在距離老師門口正前方最近的位子。

當我告訴老師所看見的畫面後，老師說：「我想我知道他是誰，只是納悶他為什麼還沒走？」當時我們所有的人都沒有猜到這位存有就是「小智」。

在這之後，漸漸有更多的「非人類」來到至青老師家門口等著上課，有古代原始人、古代人類、巨人、不同的動物等，其中還包括我的母親，而除了已經往生的人之外，其中也包括現在還活著的人，我想很有可能是他們的潛意識或是他們靈魂的一部分來到了這裡。

而至青老師與我也開始了一週一次與「非人類和還活著人的潛意識」對話。

Chapter 11

遠古樂母瑞亞人與毛利人

11-1 樂母瑞亞人帶給我莫名的悲傷與困惑

第一次看見樂母瑞亞（Lemuria）長老是在二〇一九年十月中，至青老師當時在台北有一場三天的生命藝術課程。那時我對樂母瑞亞一無所知，也未曾見過他們，課程進行到最後一天下午，我忽然看見教室出現許多「非人」。而當時在教室後方，坐著一位氣質出眾，黑長髮，身穿乾淨白衣長裙的男書生（暫且稱他為書生），只見這位書生忽然起身經過我的左側，並左轉走向提供點心的餐桌。

我頓時心想，「不同次元的人也需要吃東西嗎？」只見祂很快地從我身旁走過，又快速經過我，坐回原位。突然有種他只是特意站起來要引起我注意的感覺。

下課後，我告知至青老師所看見的畫面。這是我第一次看見有其他不同次元的「非人」來參加課程，也特別告訴老師，這位氣質出眾的書生不知為何特別引起我的注意。

老師當時問了我一句話，「妳有看見他穿什麼鞋子嗎？」

我說：「沒有，他的衣裙蓋過腳，我沒看見。」

幾天後，至青老師告訴我，當時我看見的應該不是一位普通書生，她認為「他」很有可能是樂母瑞亞長老。

三週後，至青老師到廣州講課。第一天，我便看見上次在台北看見的氣質書生出現在課堂上，只不過在這一次的畫面中，書生是背對著講台，右手拿著一本書，坐在一棵茂密的樹下，倚靠著樹，看似專注低頭閱讀書本，但我知道他非常專心在聽課。

氣質書生連續出現兩天之後，我問老師：「如果按照老師說的，書生很有可能是樂母瑞亞長老，其他的族人為什麼沒有一起出現？」

這個問題，當天晚上我們並沒有答案。

但是在第三天早上的課程，一直坐著聽課的書生突然站了起來，並正面看著我，他左右兩側與身後突然出現了許多穿著打扮類似的人，有成年人也有孩子，全都長得非常清秀、漂亮。在他們之中並沒有老人的樣貌，但我知道其中有些人已經活了好久好久。他們都有著長長尖尖、類似精靈的耳朵，黑長髮（我這兩次所見都是黑髮），身穿連身的白衣裙。

這一次，我同樣沒有看見他們腳上穿的鞋子。他們給我的感受是非常純潔與善良。但與上一次不同的是，這次在看見他們後，我不禁悲傷地哭了起來，而且愈哭愈傷心、愈哭愈悲痛，難過到不得不暫時先離開教室。

當我來到休息室後，書生突然開口對我說話。

在他說話的同時，我還看見另一個畫面——

畫面中有一位非常巨大、優雅、慈祥、美麗的女人，同樣穿著白衣長裙，畫面中人們稱呼她為「偉大的母親」。她漂浮在半空中，雙手自然垂下，雙腳也微微往下，呈現已經死亡的狀態。在她的下方圍繞著許多人，所有人都為她的死亡而哭泣著。

在見到偉大的母親死亡那一刻，我的心就像被撕裂般地疼痛，也哭得更用力更大聲，此時有一個聲音在我腦海中說：「我不能原諒我自己。」

隨後，我看見許許多多的族人在戰爭中死亡，他們死亡的過程非常優雅；與我所認知的戰爭不同，空氣中彷彿有毒氣，每個人只要呼吸到空氣，就緩緩倒地不起。也見到有許多的水（應該是海水）灌進他們的國度裡。這場戰爭並沒有血腥的畫面，也沒有聽見哀嚎與憤怒。畫面的最後，似乎聽見歌聲，這聲音令我的頭劇裂疼痛起來，也哭得更傷心，沒辦法接受我所看到的一切。我從來不知道原來心碎、絕望與後悔是這種感受，而這悲痛比當初得知自己癌末即將結束人生還要痛上好幾十倍以上！

當我傷心欲絕的哭泣時，至青老師正好結束上午課程來到休息室，我非常想告訴她，我看見了什麼，卻因太悲痛而說不出話。不知過了多久，我才能慢慢的一字一句告訴老師。也就是這次的經驗，我才知道畫面中出現的人應該就是樂母瑞亞人，而氣質書生應該就是樂母瑞亞的「長老」。根據至青老師所說，樂母瑞亞人都有著長生不老容顏、長長尖尖的耳朵，類似電影「魔戒」裡的精靈族，都長得非常漂亮，個性溫和且充滿著愛。

我問：「畫面中『偉大的母親』是誰呢？為什麼我會如此悲傷？」

至青老師說：「我認為偉大的母親應該就是『地球之母』，妳應該是看見了祂的死亡。」

當時的我並不理解為什麼在看見地球之母的死亡後，有一個聲音說「我不能原諒我自己」，難道這是我潛意識的聲音嗎？我不知道自己犯了什麼錯？也不知道為什麼我會有如此的愧疚與內疚。

當天傍晚課程結束後，晚餐時，老師請我分享所看見樂母瑞亞人的畫面；同時我們也在猜測他們出現的原因。就在至青老師說：「他們有可能是來幫助我們，也有可能是來尋求幫助；如果是來尋求幫助，我們能夠為他們做什麼呢？」

此時，我再度見到樂母瑞亞長老與他的族人出現，他們非常客氣有禮貌地向至青老師單膝跪下，他的右手握住老師的手，並在老師的臉頰上親吻一下，表示感謝。

樂母瑞亞事件到此看似告一段落，但是他們帶給我的衝擊、困惑與悲傷令我百思不解，即便廣州課程結束回到台灣後，我的心情仍然非常沉重。

大約一個月後，因為與家人即將要到澳洲和紐西蘭旅遊，出發前我上網訂住宿。行程中有一晚要住在特威澤爾（Twizel），許多要去庫克山的人會選擇在此落腳一晚，附近有一個非常有名的景點藍色牛奶湖，就是普卡基湖（Lake Pukaki）它位於紐西蘭南島中部的庫克山南麓，湖名「Pukaki」是毛利語，意為「聚集的水」。

當我一看到普卡基湖的照片，眼淚瞬間奪眶而出，從心底湧出一股強烈的悲傷，就像在廣州課程看見偉大母親死亡過程一樣傷心。而在哭泣的過程中，樂母瑞亞人一直浮現在腦海中。

我不知道自己哭了多久後，突然聽見有個聲音對我說：「我們在這裡等妳！」

在聽到這句話之後，我的眼淚很快停了，也不再那麼難過，反而從內心深處生出了一股希望。雖然不知道是什麼因素令我的心情瞬間轉換，但我開始期待這次旅程，猜測也許會在紐西蘭的旅程中見到樂母瑞亞人。

二〇二〇年一月六日。

今天就要到普卡基湖了。我並沒有特意告訴家人為什麼對這裡特別興奮與期待（其實家人對我平時看見的畫面並不是特別清楚），當我看著 Google 導航距離目的地只剩下二十幾分鐘的時候，開始有點坐立難安，按耐不住自己的興奮。突然間，在這一片人煙稀少只有光禿禿的山的道路上，樂母瑞亞長老出現在我左邊的山上，此時的祂更加高大，幾乎跟山一樣高，祂伸出左手往後平行移動九十度，彷彿是在做一個歡迎我們的動作，但後來我想，祂當時除了歡迎我們以外，應該也是告訴我，目的地就在那一座山後面，因為導航一路帶領我們往祂手指的方向開去。

普卡基湖非常大，面積有一百六十九平方公里。我們停在一個觀賞區，一下車我便快速衝到湖邊，東張西望地四處尋找他們的身影。

而他們真的出現了！

有一位樂母瑞亞母親（我認為她的身分可能是這些孩子的母親）開始跟我說話。雖然她的年紀最長，但她看起來依舊非常年輕。他們坐在湖邊一塊草地上，這位母親很虛弱地依靠在其中一位健壯年輕人的背上。一些比較矮、年幼的孩子站在她身旁，人數約八位左右，長相與穿著都相似，直長髮（這次我看見的頭髮是淺淺的淡金色），長長尖尖的耳朵，穿著白衣長裙，而他們所待的地方看起來像是一個學習的學院，但不像我們地球的學校。

這位母親悲傷地對我說：

「我們曾走過很長的路，一直等待，但是沒有人聽得到我們。

「我們想回家，卻不知如何才能回家，我們就在這裡被困住了、困住了、困住了。」

她連講了三次「trapped」（被困住）這個英文字。

「已經太久了，一代又一代，我們是很後面的一代，曾經發生過多次戰爭，很可怕的戰爭，很多人失去生命，就剩我們這些人了（悲傷的語調）。我們在這裡建立起生活，但我們知道只是暫時的，我們一定要提升，但是沒有能量，我們錯了，幫助你們的人民，幫助我們（強而有力的語調），我們無法離開這裡，我們會死。」

我對他們說：「如果你們願意的話，二月底可以去參加至青老師的課，我想課程中的知識可以幫助你們學習如何提升與放下。」

這位母親沒有再回覆，我也沒有再看見任何關於他們的畫面。

我的心中仍然有著一股淡淡哀傷，有時候會想自己看到的畫面是不是只是幻覺？也就是，我看見的畫面其實是從我的記憶庫裡（也可以說是潛意識）拿出資料來？如果是，為什麼我總是對「毀滅」感到如此悲傷？看到種族與國家的滅亡，心底那股悲痛到底是為什麼呢？是不是我還沒有跳脫「生與死」的概念？是不是我仍將毀滅看成是毀滅，還沒有理解如何從更高的角度來看待所有一切的過程？我看到的毀滅畫面是否只是來提醒我，我的內在仍有低的振動頻率，而我並沒有自覺，那麼我要如何跳脫呢？就像樂母瑞亞長老在廣州課程對我說的話——「我們的毀滅其實是有其必要性的」，我要如何不再將毀滅看成毀滅，只接受這一切其實是一個過程呢？

我當時沒有答案。

二〇二〇年一月七號。

結束庫克山冰川的行程後，我們開往第卡波湖，途中再度經過普卡基湖，就在快要到達湖邊的前一刻，我耳邊（腦海中）突然大聲響起至青老師唱過的一首歌「浪淘沙」，這宏亮的歌聲彷彿是從音響播放般的大聲又真實，我望向窗外，伴隨著一句句的歌聲，湖面上出現了一位白衣觀音大士，手上拿著楊枝淨瓶，灑著甘露。同時也看見昨天出現的樂母瑞亞一群人站在白衣觀音的下方，今天的他們看起來精神奕奕，臉上散發著光芒與喜樂。我先是聽見他們說：「葛瑞絲，我們很感謝妳。」然後就看見一道強列的光由上往下照耀著他們，之後他們便消失了！而慈悲的白衣觀音開始沿著偌大的湖邊，灑遍甘露在所到之處，約莫有二十分鐘之久。

這是我這趟旅程最感動的時刻，隨著白衣觀音灑下的每一滴楊枝淨水，我心中愈加的平靜與感恩，我望著白衣觀音花了許久的時間沿著湖邊一滴一滴的灑下淨水。我知道慈悲的祂正在淨化與提升這裡的能量，同時也淨化了我。

我意識到自己對於毀滅的悲痛是痛苦與恨的根源，憶起亞特蘭提斯時代的自己便無法接受毀滅，看見毛利人因為不甘被傷害，土地被搶奪至今都還因為恨而停留在此，我再次想起去年十一月時樂母瑞亞長老在廣州課程對我說：

「葛瑞絲，我想妳準備好要重新面對毀滅。」

我現在才稍微明白祂真正的意思。我認為祂當時的意思是，我準備好要面對與放下這錐心刺骨的痛，我要學習從更高的角度來看待一切。是的，我現在還是有著一絲的傷痛，但我要練習不執著，不執著於有形與無形，不執著的同時就是接受一切的發生，並同時明白在這其中有宇宙的愛與智慧。

二〇二〇年九月。

紐西蘭旅程結束約八個月後，我終於面對與母親的人生課題，也對她懺悔，並理解母親的存在，也是宇宙的愛。

有一天，我突然想通了這個聲音——「我不能原諒我自己」——的由來。

我並不知道自己是不是曾經在樂母瑞亞時代活過，如果是，那麼我要對戰爭與發出恨意這件事懺悔，無論我是不是當時做決定的人，我們是同一個族群，我們的每個意念與每個行為會影響到每個人，而當一個族群裡有一個人有恨意的同時，恨的意念會被散發出去，當情況愈來愈糟的時候，戰爭就有可能發生。

「恨意」很可能是我不能原諒自己的原因，這非常有可能也是「偉大的母親」死亡的原因，而我如今能夠做的就是時時刻刻提醒著自己，不生氣，因為人只要一生氣就一定要報復，而這報復的背後就帶著恨意，我要學習停止散發恨的意念。

11-2 樹的求救，教我認識毀滅只不過是生態的循環

二〇二〇年十月。

我在至青老師家附近突然看見一個龐然大物，仔細看竟是一棵非常高大的樹，它讓我聯想到紅杉木（redwood tree），但並不知道它是不是紅杉木。我問它，為什麼在這裡呢？它說它們那個王國有很多其他的樹、動物和精靈都要死了，而它來到這裡似乎是想要尋求一個答案。

以下為樹與至青老師的對話，樹的話皆由我為它說出。

樹：「生病呀，我們、生、病（加重語氣）。」

至青老師：「為什麼？」

我看到畫面中，有人類砍伐森林，空氣中有毒氣。

至青老師：「森林被砍伐，很多毒氣，這應該是在地球。」

葛瑞絲：「在美國嗎？加州前陣子是不是有森林大火？『火』是不是樹說的毒氣的意思？」

至青老師：「有可能，都是很不好的煙。火燒森林之後，首先那些生物都會死，樹也會死。我們能做什麼呢？」

葛瑞絲：「老師，樹想問您，它們死了以後怎麼辦呢？」

樹：「當了那麼久的樹，我們死了以後，能去哪兒？」

至青老師：「你們會到其他的維度。說不定有一天會變成人，或者動物，不一定的。」

樹：「我們想知道會去哪兒？回去告訴我們的弟兄，『不要怕被燒死。就死吧，沒有關係』，但我們想要有希望。」

至青老師：「你們的靈魂，也就是你們的意識，現在你就是用意識在跟我說話，這個意識是不會死的。雖然你的肉體死了，也就是樹幹被燒焦，樹葉變成一堆灰，但是你的意識（你的想法）——不會死。你放心，你跟所有人說，跟你的弟兄說，你們都不會死，你們的意識都存在。但是你下一世，樹死了以後，可能變成另外一個身體，不一定是樹，說不定變成動物、或人、或花，或其他的物種，但是你的靈魂——意識就是靈魂，這一部分是不會死的。」

葛瑞絲：「它聽懂了。」

至青老師：「可能樹幹死了，被燒掉了，但是你的意識還在。我們人類也是一樣，有一個肉體，肉體就是你現在看到我的樣子，是我的肉體，我們也會死，人的壽命大概是幾十年，樹已經活了好久好久，可以死了。死了以後就會換另一種身體，所以我死了以後我的意識還在，我的想法還在，但我的肉體沒有了，肉體會爛掉、臭掉，我不需要那個肉體了，但我意識還在，我又變成另一種東西，我又得到一個新的身體。」

葛瑞絲：「它好像聽懂了。老師，您剛才在說話的時候，我感覺這裡的每一棵樹，每一根草，每一朵花（可能還包括每一個石頭）都在聽您說話，似乎在那一瞬間，每棵植物就像活著的人一樣，有生氣地隨風舞動著，全身上下都發出光芒。」

至青老師：「植物都有意識也有生命，所以樹死了以後又有新的肉體，就跟我們人一樣，說不定有一天我的肉體死了，我就變成一棵樹，但我做樹又繼續活。」

葛瑞絲：「老師，樹走了，離開得很乾脆，它說『好，謝謝』，然後就飛往空中消失了。」

畫面的最後，我看見樹群們望著（可能是現在居住的）一片森林，樹上棲息的動物都死了，它們有一點傷心，因為整片森林都沒了，它們瞬間有點絕望，但它們也想接受現況。最後它讓我看見一片美麗茂盛森林——應該曾經是多麼美麗的地方，也或許這是樹群們心裡森林該有的樣子。

樹的求救引發我心中很多不捨，但對於它們比人類更容易接受事實的這個過程，我深受感動，想起當初知道自己病危時，可不像樹這麼冷靜，太多的我執，一心想要抓取著什麼。樹的灑脫令我佩服，精神值得我學習。它們幾乎沒有情緒，可以說不帶恨意的接受自己會燒死的實相，也令我再次反思「毀滅」這個課題，我一直都不知道「意識是不會死的」，也不知道肉體消失了沒有關係，我們總是會活著，只是用不同的方式延續生命而已。大師的事件也讓我見證了靈魂不滅。這兩次的經歷，令我領悟到至青老師時常說的：「我們這一世做為人的身分只是短暫的過程，無須執著。當我逝去的時候，我不是我，你也不再是你。」

既然意識不會死，哪還有毀滅呢？哪裡還需要執著呢！

11-3 毛利人的懺悔，讓我學會尊重與護衛生命

二〇二〇年一月二日。

皇后鎮有一個必去的行程，搭乘天空纜車前往皇后鎮的制高點——包伯峰，沿途可看見湛藍湖水、南阿爾卑斯山的巍峨，在山頂自助餐廳享用美味的同時還可一覽窗外美景。

晚餐開始沒多久，我就全身發冷，胸部左右兩側疼痛，胃也不舒服，我疑心是不是又生病了而不自知？此時我左前方出現一位「非人」——毛利年輕戰士（他頭上似乎戴著羽毛，可能是酋長），臉上有著紋身刺青。

他求助地看著我說：「我想要回家。」

我快速回覆：「回家只能靠自己，觀念清楚就能夠回家了。」

之後我拒絕聽他的故事，也不想與他對談，因為至青老師時常提醒我，不要隨便跟任何「非人」有接觸。但這位毛利人（Maori）並沒有離開，只是站在旁邊看著我。我的身體愈來愈痛、愈來愈冷、胃更不舒服，我意識到也許我身體不舒服可能與「他」有關。

我看著許多的美食，無法進食也沒有食欲，只勉強喝一些熱飲和熱湯，約莫四十

分鐘後，想著就要浪費這昂貴的一餐了，於是我無奈地對毛利人說：「好吧，好吧，我就聽你說吧，你說快一點。」

毛利人開始跟我訴苦，戰爭時期白人如何屠殺他們。

他說：「這些白人說我們是野蠻人，他們才是野蠻人，他們來到我們的土地，說這塊土地是他們的，我們為了保護自己而戰，但我們輸了，我們死了很多人，我恨他們，我恨這些人，我們找不到路回家。」

我同時也對他說：「恨就是你們不能回家的原因。」突然我靈機一動，對他說：「你們二月二十八號來參加至青老師在台北的課程，也許透過上課，你能更理解我說的話，你也許會懂為什麼恨是你們不能回家的原因。」

我一說完話，他身後就出現了一道光，然後轉身離開。他似乎是接受了提議，我的身體也立刻漸漸舒服，但用餐時間已快結束，只有甜點可以享用了。

這是我第一次與非人溝通，而溝通完他立刻離開的經驗也是頭一遭。從此之後，我對所有的非人都採用同一個建議，包括之後在特威澤爾小鎮遇到的樂母瑞亞人，在那之後我陸續又遇到其他許多不同次元的非人。而當我理解他們都是來求助後，我知道這門課很有可能會對他們大有幫助，但在當時，我並不知道毛利人到底會不會出席二月二十八號的課程。

二〇二〇年一月三號。

我們參觀完魔戒小鎮格林諾奇（Glenorchy），回程快要抵達皇后鎮時，我看見另外一群由一位稍胖年長者帶領的毛利人從樹林裡出來，對我說：「葛瑞絲，謝謝妳帶來的上課訊息，我們會出席二月二十八號的課程。」

我帶著興奮的心情回到台灣，告訴至青老師與其他朋友，我在紐西蘭的經歷後，有人認為任何樂母瑞亞人應該不會來參與課程，因為他們的能量已經提升了，但毛利人會來參加課程的。後來因為台灣新冠肺炎疫情的關係，二月二十八的課程被迫取消，但至青老師被邀請到美國達拉斯講課，而課程也提前到二月八～十一號。我立即向樂母瑞亞人和毛利人公告，課程提早了，地點也變更了，要記得前往參加。

二〇二〇年二月八號。

一進教室我便看見毛利人已經搭好三角型的帳篷，在面對講台的右前方等待上課。帳篷的前方生著營火，他們的天空是灰色的陰天，地面是乾枯黃色的草地，大約來了百人，其中有老弱婦孺與壯年戰士。

我立刻興奮的告訴至青老師和友人，毛利人真的來了！他們如期來上課了！但如同友人先前的推論，我在紐西蘭遇見的樂母瑞亞人並沒有出現。我們推測他們可能真的在白衣觀音的幫助下提升了，好為他們高興。

在教室裡出現的非人，不只是毛利人，教室的上方（不同空間）出現樂母瑞亞長老和未曾見過的樂母瑞亞族人。最後方有一些長得像鬼魂的美國人，面相不太好看也不太友善。教室左邊大窗戶外面，在不同的次元空間裡，有一大片綠油油的草原，面積就像大安森林公園一樣大，有小矮人族、半人半精靈族、巨人族，還有各種花仙子

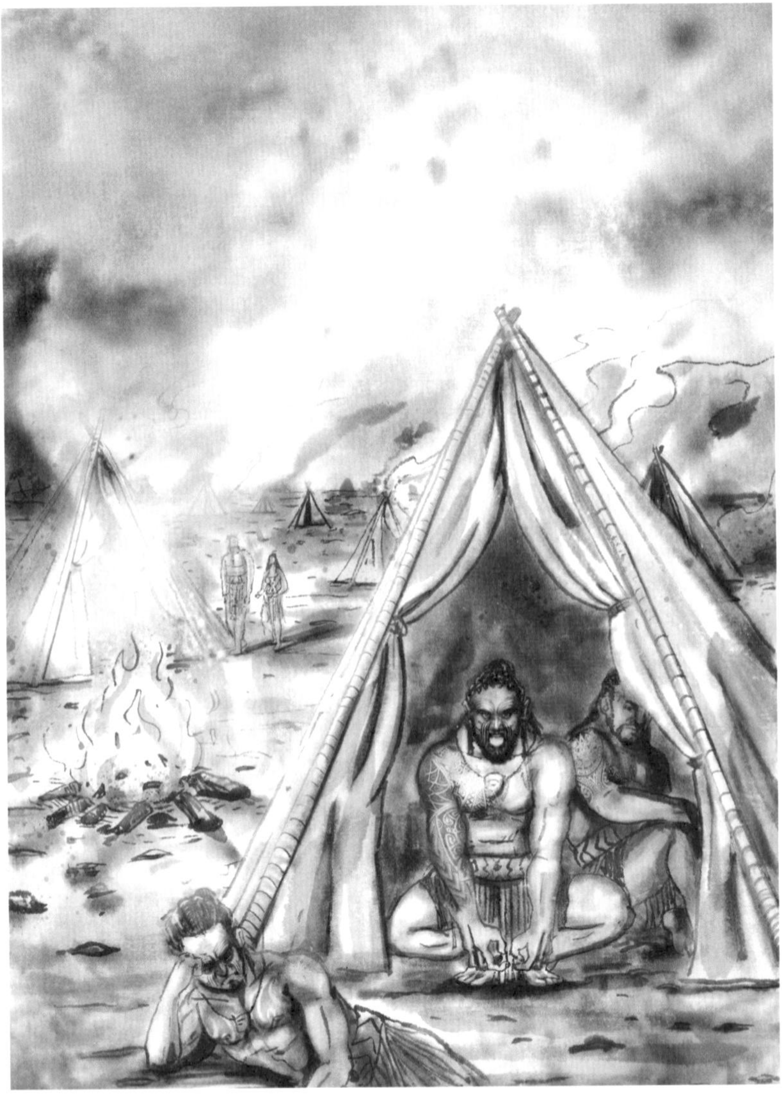

與昆蟲精靈，每一個族群整齊地排縱列隊，精神奕奕地站著。他們早早就來到這裡等待上課；大部分的毛利人卻都看似不耐煩地坐著、躺著或蹲著在帳篷裡聽課。我看著他們寥寥幾人用手撐著頭，躺在帳篷外的地上聽課，有許多人在帳篷後方走來走去，有一些人眼睛瞪的大大，臉部有怪表情，蹲著聽課。

第一天課程快結束的時候，我擔憂地告訴老師：「根據他們聽課的狀態，我想毛利人大概要聽好幾次課才會懂。」

二〇二〇年二月十號。

我們與老師一同到附近的餐廳吃午餐。用餐中途，我驚訝又新奇地對老師說：「老師，您的頭後方出現了一根管子，喔不，是一條道路，斜斜地往天空延伸，而在路的另一頭，坐著金色的阿彌陀佛。」

當時的我完全不知道這其中代表什麼含義。

那晚上課時，當至青老師講到中陰三階段的第一階段——臨終中陰，我聽見在紐西蘭餐廳遇見的第一位毛利人對我說：「我要走了，我們不會再待在這裡了，我們錯了！」

他說這話的同時，我看見所有的毛利族人（最前方是老少婦孺，壯年戰士在後方）跪在帳篷前，哭著懺悔說：「天哪！我們到底做了什麼！」

他們一直哭，雙手掩面的放聲大哭，此時畫面中出現他們懺悔曾經做過的「錯」事，「我們曾經屠殺人、強姦婦女，殺動物，而且性情暴戾，我們錯了。」

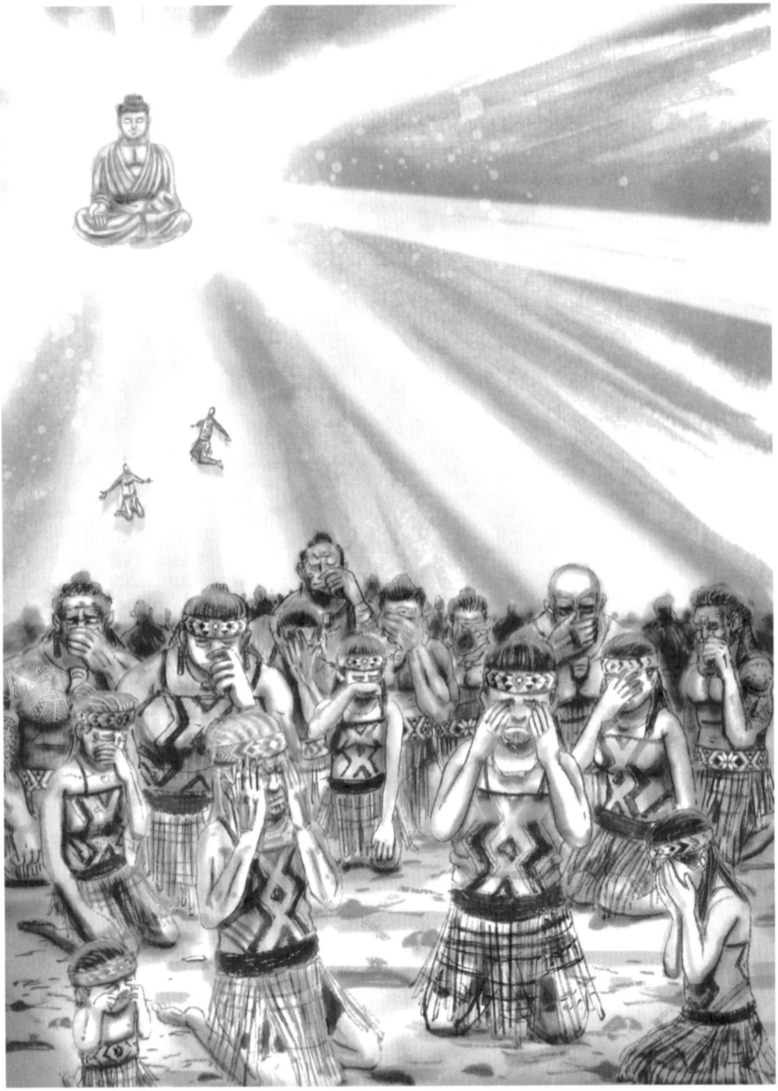

這時他們的頭頂上方出現一道圓型的光（太陽般金黃色的光），阿彌陀佛就坐在光的正上方。毛利人開始一個一個以跪姿向光直昇，而後消失在光中。最後一位離開的毛利人是在紐西蘭餐廳遇見的酋長，臨走前他轉身對我說：「謝謝妳，葛瑞絲。謝謝妳，至青。」並向老師跪下行禮，感恩老師說：「妳救了我們，救了很多的我們。」之後他臉朝上，慢動作地往光飛去。他在上升的時候說：「再給我一次重新來過的機會，這一次我一定會好好學習。」說完便消失在光中。

這時教室右前方（原本毛利人所在處）呈現一片白色的光，原本烏雲密布灰色的天空也變為藍色清澈無雲。在毛利人提升的同時，我們上課的教室也同樣發光發亮，我流下喜悅感動的眼淚，萬萬沒有想到毛利族人可以如此快速提升，我們所有人都為他們感到開心。

至青老師說：「對毛利人的懺悔，我非常感動，特別是當他們懺悔殺動物這件事是錯的，我沒有想到在所有民族之中，這個最不文明的原始民族理解了『殺』是錯誤的意念，也許這是他們提升如此之快的原因。」

對毛利人出乎意料的提升，我除了感到萬分驚訝之外，也感受到了懺悔的力量，同時也對「提升自己與他人」生出強大信心。

在那之後，每當我覺得有難處或是不知道該如何前進時，總會想起毛利人。在我眼裡，當初一點都不認為他們能夠理解課程內容，提升對他們來講應該非常不容易，但是他們做到了！他們的例子不但激勵著我，也讓我更深一層的認識「殺」的意念，原來普遍認為吃動物是如此天經地義的事，從更高的角度來看卻不是，是毛利人教會了我，感謝動物的存在。我開始對每一口吃進的肉感謝與感恩，這行為的背後是在培養自己不為私利而有「殺」或「掠奪」的意念。

二〇二〇年七月。

練習尊重生命與動物幾個月之後，某天我帶著女兒在公園玩，她突然驚慌失措地尖叫著跑向我：「媽媽、媽媽，那裡有一隻可怕的小蜘蛛，我好害怕，妳可不可以去殺死牠！」

我認真告訴她：「公園裡本來就存在著各種不同的昆蟲與動物，這是牠們生活的地方，也是大自然的一部分，我們不能因為自己害怕就殺蜘蛛，牠並沒有想要傷害我們。如果妳會害怕，就到別的地方去玩，也許蜘蛛還比較怕妳呢！我們不能因為要保護自己就任意殺或傷害昆蟲與小動物。」

女兒很快地接受了。

過了幾天，女兒突然一臉傷心地對我說：「媽媽，我很抱歉那一天我說要殺小蜘蛛，以後我再也不會這麼說了，其實小蜘蛛是很可愛的。」

之後女兒只要發現有誤闖家裡的小昆蟲，她會不害怕地請我們幫助小昆蟲從家中出去。至青老師總是說，「慈悲」心要從生活中最小的事件開始練習，每一件看似小事的「起心動念」都非常重要。

二〇二〇年九月。

我又再度接受化學治療。第一次化療後，我的身體特別虛弱，某天我躺在床上休息，突然看見一個畫面——我躺在一片綠油油的森林，四周有許多可愛的動物，狐狸、小狗、烏龜、似乎還有熊，這一群可愛的動物由一隻白色的小兔子帶領。

當時的我正受頭痛之苦，頭右後方、頸椎到右肩都很不舒服。小兔子對我說：「謝謝妳，這次讓我們來幫助妳。」

只見所有的動物閉上眼睛，用力地發出意念，似乎是在幫我做治療，沒一會，小白兔說：「好了，我們要走了。」同時我覺得頭右後方有一股鬆開的感覺，頭不痛了，頸椎與右肩也舒服很多。我再抬頭一望，所有的動物已經離開。

我忽然想起兩個月前與女兒在公園尊重蜘蛛生命的事件，至青老師也告訴我，一個「善」的意念出去，回到自己身上的也是「善」，雖然尊重生命的練習不是為了讓小動物來幫助我，相信這很有可能是小動物們感謝我「不殺」意念的一種方式，也意識到當我們在意念上給出更多的「善」，回來的也是更多的「善」意，宇宙會藉由各種不同方式呈現我們的每一個意念，而當我給出的是「恨」意，回來的也會是「恨」，就像我和媽媽的例子。

從樂母瑞亞人、樹的求救到毛利人的懺悔，讓我重新認識所謂毀滅，或說死亡，在時代更替、生態循環以及生命輪迴的深刻意義。

生死的輪替，不僅發生在個人的生命層次，也發生在時代的興亡以及生態的循環中。

以樹的循環來說，春天，新芽發出生的喜悅；根，在大地母親的懷抱中向下繁衍；枝枒，則迎著陽光向蒼芎伸展。夏天，花葉繁茂，洋溢著生的豐沛。秋天，展現最後的美麗色彩後，黃葉在秋風中翩翩落下。冬天，徒留乾枯的枝幹，守著化作雪泥的花葉，滋養土地，期待來年春天新芽的發生。落葉的死亡，等待的是新芽的初生，毀滅並非終結，實是另一循環的開端。這就是生態，就是生死循環表現在植物界的樣態，就是宇宙定律寫在草木上的自然意識。

而亞特蘭提斯與樂母瑞亞時代的殞落，迎接的卻是近東、古埃及與希臘的興起與輝煌。衰亡不是結束，而是新生的開始，這不就是生死循環？

莫名的傷痛，也許是在哀悼遠古時代殞落時全體生命的消逝，抑或生態破壞時自然反撲寫在地球母親身上的傷口；而毛利人的懺悔，敲響的正是尊重生命的警鐘。

Chapter 12

與遠古兩河流域神靈的接觸

12-1 黑衣權杖人的出現

二〇二〇年二月二十八日。

我們一家人在前往拜訪至青老師家的高速公路上，突然出現一位身穿黑斗篷，手握深棕木頭（類似）權杖的「黑衣人」出現在空中，兩隻手掌上下疊放在權杖上。我一見到「非人」，立刻習慣性地拿出「工具—歌」——一件來自托特大師的法器。我快速唸著祈禱文，心想他很快就會消失了，沒想到這位黑衣人並沒有離開，這個工具竟對他無效！之前只要有黑斗篷的非人出現，我使用此工具，他們都會離開。

他對我說：「沒用！我存在於在你們的意識中。我無處不在，你們的『工具』絲毫傷不到我，我是你們。」

接著他要我將以下的話轉達至青老師：「告訴至青，不管你們做什麼，我都不會離開，我將永遠存在。我堅不可摧，因為人類太弱了！你們創造了我們，人類創造了我們，你們完成了我們。我們的存在只因為你們的思想和想法。我們是你們的想法，我們在你們的靈魂中。轉換（transformation）是唯一的方法，黑暗可以在幾秒鐘內切換成白的。不要浪費時間做這些（指「工具—歌」），不要白費力氣（黑衣人用中文說「白費力氣」，其餘皆為英文）。專注於思想（心性，mind）上，其他一切都沒用。如果妳想幫助人們，幫助他們提升，讓他們明白，幫助他們了解，這是唯一的方法，沒有其他辦法，這是唯一的方法！要堅定，相信妳自己。妳所承擔的責任超乎妳的想像，一定不要放棄，就這樣。」說完他即刻消失。

我將黑衣人訊息轉達給至青老師，同時也告訴老師，他給我的感覺與在芝加哥（二〇二〇年二月）看見的黑衣人不太一樣，這次我沒有覺得受到威脅，也沒有特別害怕，但我並不清楚他的目的是什麼，也不知道他是誰。

老師說：「如果他再出現，一定要問清楚他的背景，也要請他自我介紹。」

二〇二〇年三月一日。

兩天後，我昏昏欲睡之際，這位手拿權杖的黑衣人再度出現。我盡力保持清醒地問他：「請問你是誰？為什麼來找我們？」

他帶著憤怒的語氣回答：「妳（們）曾答應幫助我們！（You promised to help us.）」他說話時讓我看了一些關於戰爭的畫面——他的子民受苦而死。

我繼續問著，「你為什麼來找我們？」就在我快睡時聽見幾個字：「美索不達米亞（Mesopotamia）。」

隔天下午，我看見了一些慘不忍睹的畫面——奴工受虐待，一位身材極為高大（二公尺多或三公尺以上）的人站在高處，他揮舞著一條可伸縮長短的鞭子，抽打許多在他下方很聽話、身分卑微的奴隸們。奴隸多為深色頭髮（感覺像原始部落的人類），彎腰駝背，認命的工作著，有些體弱的奴隸已倒地死亡。看到這些畫面我很心疼。

當我向老師描述這畫面時，老師說：「難道黑衣權杖人是六千多年前蘇美人石板歷史記錄的人類古早的祖先？畫面裡那個高大、拿著鞭子的難道是屬於用基因工程『造人』的阿努納奇神族（Anunnaki）？不管他那句話『妳（們）曾答應幫助我們』是不是真的，但從這句話可以知道，黑衣權杖人有許多『怨氣與怒氣』，到今天都還在責怪他人。」

老師請我轉告黑衣人，若需要幫助，請他務必要「開口」，「主動」說需要幫助，而不是以「埋怨」的方式要求別人幫助。

二〇二〇年三月十五日。

我們陪同至青老師到台北信義區蘋果總店買電腦，結束後，載老師回苗栗的高速公路上，黑衣權杖人又出現了。這一次，他先讓我看了一個畫面，背景是火燒的橘紅色，天空也是一樣的火焰橘，我看見這個黑衣權杖人的子民們正痛苦地被火燒。

這一次他看著至青老師說：「幫助我們，至青，用妳的書幫助我們，這是唯一的方法。」(Help us, Chih -Ching, use your book to help us. This is the only way.)

至青老師聽完我描述的畫面，立即心疼地連忙對他說：「好、好、好，我一定幫，請放心，我一定盡全力地幫助你們。」

在這訊息之後，黑衣權杖人許久都沒有再出現。

二〇二〇年四月八日。

拿著權杖的黑衣人再度出現，他讓我看見一片沙漠，沙漠中有一位巨人引領著身後的人類，他們又熱、又渴、又餓、又累，似乎迷路了，走到一半巨人便倒地不起。沒有巨人帶領後，人們開始崩潰，精神似乎出了問題，也好像空氣中有不同磁波干擾他們，導致他們呈現類似發瘋狀態。這些人最後都死了，有一些應是餓死了。我還看見一些骷髏的畫面。

黑衣權杖人用意識告訴我：「最終都沒有人來幫助我們，我們活活的渴死、餓死在沙漠裡。」

畫面的最後，我看見一隻黑色的大蟲，非常真實地出現在我的床上。當時，我對於這些畫面背後代表的意義一無所知。

12-2 大鳥與托特

二〇二〇年五月二十三日。

我正與先生討論「八十一顆種子」（工具—歌的祈禱文）時，突然有畫面出現，我先是看見人身托特，他身後是一大群跟托特鳥身一樣大的鳥群飛在空中，鳥群下方是一個大巨人（很高）。巨人令我聯想起追日的夸父樣貌，原始人的粗狀身材，肌肉線條明顯，及肩的長髮微亂但髮量不多，上半身赤裸，下半身著不規則剪裁的短褲，橘紅色的天空，饑荒的土地，彷彿看見泥地因日曬而產生些微裂痕，像是蠻荒之地。

隨後，我聽見托特與其族人意念說：「我們曾經錯了，不該掠奪地球的資源，我們從古至今一直在此幫助人類，不曾離開，藉此平衡我們曾經做過的事產生的業力。」他們的懺悔與毛利人的懺悔不同，沒有痛哭流涕的跪著，只是有股淡淡的哀傷，理性而冷靜的訴說。

我立刻打電話給至青老師，確認這個畫面的真實度。

老師說：「是的，神的世界也有很多階層，托特以前所屬的這個阿努納奇族是屬於最低層次的神界，也就是說，他們的振動頻率在所有的神界之中是最低的，類似於東方佛教所說的『欲界天』層次，這個層次最靠近人類，像人類一樣也有名利權情，也像人類一樣很容易生氣，互相之間會嫉妒、鬥爭，總之，祂們和人類一樣也會犯錯。其實，托特大師在祂那個族裡，算是最有良心、最有勇氣的神了。到現在為止，古今中外還沒聽說哪個『神』向人類道歉，並懺悔他們所犯的錯誤，托特真了不起。」

對於托特所懺悔的「掠奪地球的資源」，老師也說：「這還不是他們最大的錯誤，他們創造人類，然後把人類當奴隸使用，之後又為了爭權奪利，發射核子武器，把他們所創造的人類子孫都殺了，我們今天的人類是當時倖存者的子孫，這才是最大的錯誤，每一個牽涉到這件事的『神』都必須入地獄。當然，目前有些神已經在地獄了，下地獄只是『主報』，他們從地獄出來之後還有『餘報』。」

此時我的內在升起一股莫名的憤怒與恨，但在理解神的世界與人的世界相同都會犯錯後，情緒化為烏有。我一如往常尊重神，感恩也感謝每位高靈的存在，但卻更深刻的意識到，只能對自己的一切負責，包括我的愚癡、墮落、成長與選擇，永生之路真的是一個人來、一個人走，靈魂目標只設定於回歸源頭，並發願自己時時刻刻保持著明白，名利權情不是做人也不是做神的目的，唯有如此，才能真正踏實地走在提升的路上。

今天，我不再羨慕任何人或神，也不再依賴任何人與神，只有我才能為自己的成長負責。寫下這段文時，看見橘紅色天空下的那群人傷心的哭了，願彼此共勉之。

我當時也不清楚托特與其族人的出現是何原因。

二〇二〇年八月二十八日，晚上十～十一點。

另一位黑衣人（因我沒看見他手拿權杖）出現在我的房間，他的身後有一條陰暗潮濕的巷子，地面是由一大塊、一大塊石頭磚鋪成的，毛毛雨的陰天，他們都像生病一樣坐在地上，身體斜靠著牆，臉色虛弱，又像是死了一樣，頭好像是骷髏頭亦或是餓太久而面黃肌瘦。

黑衣人對我說：「你們在人間享樂的時候，我們的子民在這裡受苦。」

隨後我看見他的臉——一顆骷髏頭，發著不太好看青白色的光。而這位黑衣骷髏人，感覺跟之前出現的黑衣權杖人不太一樣。當時，我一樣不知道他是誰。

接著，場景換一片橘紅色的天空（像黎明前或夕陽的景象），有一座非常高大的金字塔（這畫面令我想起埃及），之後再看見一些人騎在駱駝上，走來走去，身上一樣穿著披風，只是看不清楚什麼顏色。之後一顆太陽升起（我想時間是黎明），另外一群像猿人，凌亂的長髮，有點稀疏，他們對我做出像猴子走路一樣的動作，發出奇怪的聲音，不友善地看著我。他們好像是工人，在金字塔邊上走來走去，有男、有女、有胖者。

此時聽見一個聲音說：「不要以為『你們』可以繼續利用我們，我們也有自己的人生目的，我們會找到方法往前進，就算『你們』不認同，也沒有關係，我們不會放棄自己，『神』沒有什麼了不起。」我感覺他說這段話是很生氣的。

而後這些畫面被吸進一個黑色的圓球（像黑洞）裡，最後只剩下黑衣人站在旁邊，他現在比較和善地說：「看到了嗎？我們用自己的力量一步一步地站起來，我們不會辜負你們的期望的。」

隨後披風一揮，他也消失在黑色背景裡。但他留下一雙大眼睛持續盯著我。

我當時認為這一位黑衣人應該是黑衣權杖人。

這一些偶爾出現的畫面與訊息，我在當時完全不清楚背後的用意與代表的意義，直到有一天，在至青家老師家門右前方的地底下竄出許多殭屍，許多謎團才一點一點的解開。

12-3 殭屍

二〇二〇年九月二十日。

傍晚，老師家門的右前方突然出現一座復活節島上的石雕像，石雕像前方有一個很大的地下坑洞（約至少三層樓深），四四方方的，看起來就像是一個大型墳墓。

二〇二〇年九月二十一日，晚上十點三十分左右。

我在自己家裡突然看見一個畫面——老師家門口那個地下坑洞爬出很多的殭屍，他們長得就像電影「末日大戰」裡的殭屍一樣可怕，面目猙獰、衣服破爛，動起來像機器人般不自然，但移動速度很快。他們從地下坑洞跑出來之後，快速四處散去，在草堆裡大力挖（似乎在尋找什麼東西），後來又看見好像有一隻兔子，我猜測也許他們正在尋找食物。之後有一大群的殭屍，退到第二塊田地的位置站好（似乎是以三角形狀排列隊伍），僅有少許落單的殭屍在附近四處走動。

二〇二〇年九月二十二日，晚上。

在我與至青老師通電話的時候，突然看見一尊約兩層樓高的白衣觀世音菩薩浮在空中，就在老師家門口那一片草之上，白衣觀音對著下方的眾生唱起至青老師的歌——「浪淘沙」。「大帥」流下一滴感動的眼淚，「小智」留下許多後悔的眼淚。最令我訝異的是所有的殭屍都停止動作，抬起頭望著白衣觀音，其中一位殭屍看著白衣觀音說話了。

殭屍說：「我們不能再作惡，我不知道怎麼走到今天這一步的。」

至青老師問：「你們是誰？」

殭屍回答：「下面的人。」

就在殭屍回答的時候，我看見她慢慢退去殭屍的外表，彷彿回到原來自己的樣貌，但是我看不清楚她的臉，稍微肥胖，皮膚似乎偏黑，黑黑髒髒。我的第一個感覺是長得有點像「猿人」（但我並不能確定），穿著淡紫色的衣服，是一位婦人，手裡抱著一個嬰兒。其他的殭屍也都和她一樣慢慢地恢復成原來人類的樣貌。

以下對話用「至青老師」代表吳至青老師，「孩子的媽媽」代表和老師談話的這位婦女（殭屍），「葛瑞絲」代表我。

至青老師接著問：「你們在下面做什麼？」

孩子的媽媽：「苦工。」

至青老師：「管理你們的人是誰？」

孩子的媽媽：「上面的人。」

至青老師問：「上面的人是不是『阿努納奇神族』的人？」

孩子的媽媽：「我聽不懂。」

至青老師：「你們在那裡做什麼呢？在挖黃金嗎？」

孩子的媽媽：「我聽不懂什麼是黃金。」

至青老師：「你們挖什麼？」

孩子的媽媽：「我們挖亮亮金金的東西，有挖到，上面的人就高興，沒挖到，就生氣，有孩子的人也要挖，一生完就要挖。」

至青老師：「你們平常做什麼？」

孩子的媽媽：「人生就是挖，就是一直工作，一直工作，做到死就是結束。」（她說這句話時感覺有點苦有點悲。）

至青老師安慰他們說：「你們已經不是工人，你們已經死了，就是已經結束了工人的那一世，你們得學很多事情，就不會感覺這麼苦，不過首先要知道自己已經死了，死了就是你不再受任何『上面的人』控制的意思，就是說他們不能再逼迫你們去挖那些亮亮金金的東西，明白嗎？他們不能再控制你們，不能再強迫你們做苦工了，你們自由了。」

突然，孩子的媽媽與全部的工人都跪下來握著白衣觀音的手說：「求求您，幫助我們。」

至青老師趕緊安慰地說：「好，沒問題，但是我只能幫助你們了解，幫助你們學習，你們在這裡很安全。你們就在這裡等著上課，這裡有很多的高靈會幫助你們，包括以前跟你們在一起的神（上面的人）有幾個也在這裡，一起幫助你們。」

此刻孩子的媽媽突然害怕地說：「我們不敢知道，我們不敢看見神，我們不能違反規定，我們不敢。」

至青老師接著說：「好，那就先看我一個人。」

孩子的媽媽與其他的人一起說：「感謝女神。」

葛瑞絲：「他們沒看過觀世音菩薩，不知道怎麼稱呼白衣觀世音菩薩。」

至青老師：「就叫觀音吧。」

孩子的媽媽與工人一起說：「感謝觀音女神。」

至青老師接著問：「你們知道巨人嗎？」

孩子的媽媽：「我們不喜歡巨人，我們比較優越，巨人比較下等。」

至青老師：「你們是怎麼到這裡來的？是黑衣權杖人幫助你們的嗎？」

孩子的媽媽：「我聽不懂『黑衣權杖人』是什麼意思？」

此刻她腦海浮現了「黑衣骷顱人」，我告訴老師是黑衣骷顱人告訴他們的。

至青老師問：「黑衣骷顱人他們有沒有在這裡？」

孩子的媽媽：「沒有，不是那麼多人可以逃出來（從地獄）。」

至青老師：「等你們明白了之後，要記得去幫助他們。」

孩子的媽媽：「會的，我們一定會回去幫助他們。」

至青老師：「你們要感謝感恩黑衣骷顱人的幫助。」

孩子的媽媽：「我們聽不懂什麼是感謝？這是做人的道理嗎？我們不懂什麼是感謝，但是妳教我們做，我們就會做。」

吳至青老師稍微解釋了一下感恩與感謝，但工人們還是不太懂。此刻孩子的媽媽腦海浮現了黑衣權杖人的畫面，於是我告訴老師，孩子的媽媽要說關於黑衣權杖人的事。

孩子的媽媽：「我看見他們正在融化、殺人、全軍覆沒，輸了、沒了、埋在沙裡消失。」

孩子的媽媽：「他們在的地方沒有聲音與光，受到詛咒，永生不得翻轉，永遠在地底下與黑暗在一起，與蟲子為伍，他們『聽不到』，但是看得到。」

此時我看見畫面，他們好像在非常厚實的銅牆鐵壁裡，有著無限的深淵。
至青老師與我大吃一驚並發出：「喔——」
原來如此，我瞬間明白，一開始黑衣權杖人來找至青老師時給出的訊息，也理解他要求老師寫書的原因，這也才知道為什麼他出現的次數極少。
至青老師接著問：「黑衣權杖人跟你們來自同一個地方嗎？」
孩子的媽媽：「不是，不同區塊，不同邊。」
至青老師問：「他們跟誰打仗呢？」
孩子的媽媽：「不是人，另外一方有很多的裝備，他們有東西會在空中飛，有一顆很大的東西會爆炸，也有機器會吃人，他們會讓敵人突然沒有動能，不能動，感覺他們有其他的能力。」
至青老師：「黑衣權杖人跟他們有什麼關係？」
孩子的媽媽：「合作關係，上面的人比較強勢。黑衣權杖人他們要叛變，他們不聽話，但他們被騙了。」
至青老師：「黑衣權杖人是怎麼出來的呢？如何與我們傳達訊息？」
孩子的媽媽：「不能說。」
在我看見的畫面中，感覺她不能說出這個秘密，因為他們似乎會有危險。
至青老師：「妳怎麼會知道這麼多事情？」
孩子的媽媽：「因為我現在正在看著他們，我知道您很需要這個資訊，所以來告訴您。」

此刻孩子的媽媽正往上看著她所敘述的畫面（我望見她所看見的畫面）——一片橘紅色的天空，也看見一些戰爭的畫面。至青老師非常感恩地對孩子的媽媽說感謝，並再度解釋感恩。

至青老師：「就好像妳喜歡某一個人做的一件事情，那麼妳就謝謝他們。」

孩子的媽媽：「我不能喜歡黑衣權杖人。」

老師說：「好的，那就說『感謝』就可以了。」

對話到此結束，我們非常感恩孩子的媽媽為我們解了一個大謎題，也幫助我們更了解黑衣權杖人目前的處境。

當晚睡前，我看見孩子的媽媽與他身後的工人全部向我敬禮說感謝。我也很感謝他們帶來的訊息，並知道他們此刻正在練習說「感謝」。

幾天後的某個夜晚，我的房間出現一位穿著黑色斗篷的男人，我猜測他應是西方的死神，他帶著我到地獄，讓我看見媽媽受苦的畫面，而我最後請媽媽向著光，想著愛，幫助媽媽從地獄出來，並引領她到至青家老師門口（請參閱本書第六章節）。

就在媽媽從地獄出來這一刻，許久未出現的黑衣權杖人立即現身，並態度強硬迫切地問我：「妳可以幫助我們嗎？」

我當時並不清楚黑衣權杖人的處境，只認真回答：「我沒辦法幫助你，你一定要靠自己，『懺悔』非常重要，首先你一定要懺悔，然後你到至青家老師門口等上課。」

黑衣權杖人立刻就接受了，帶著他的大批士兵來到至青老師家門口，排列成倒三角形的隊伍，站在第二塊田上方的天空中。與其他「非人」不同的是，目前為止我看見的非人都是站著、跪著、或坐在老師家門口的地上，但他們所在的位置讓我困惑，感覺上他們此刻並不是真的在至青家老師門口，像是在另外一個次元。

二〇二〇年十月十日。

這晚，我看見自己能量體上許多黑蟲從我身上離開（請參閱本書第十三章），此時，黑衣權杖人又出現並迫切地問我：「妳怎麼做到的？」

我當時並不懂黑衣權杖人為什麼如此「迫切」，依舊回答他：「『懺悔』非常重要，首先你一定要懺悔，然後你要上課。」

但對於黑衣權杖人接二連三密集的出現並問了兩個問題，我認為這是一個好預兆，至少他開始跟我們說話了。沒想到兩天後，他真的和我們溝通了。之後透過至青老師我才知道，黑衣權杖人他們所待的地方應該就是地獄，而黑蟲其實是地獄的一種生物。我想這也是黑衣權杖人看見我媽媽從地獄離開和黑蟲從我身上離開後，他「極度迫切」問我問題的原因，也是這一連串的發生（包括孩子的媽媽與大帥事件）促使他願意跟我們溝通。

二〇二〇年十月十二日，晚上十一點三十分。

黑衣權杖人出現，對我說：「我們拜託妳（葛瑞絲）不要這麼殘忍，能不能夠放我們一條生路，可是妳說沒有辦法，上面的人已經知道了，就算妳想救也無能為力。

可是妳真的有想救我們嗎？我們這麼多人就這樣死於一瞬間，全軍覆沒，再也沒有任何種族比我們還要慘了，而妳現在說其實是我們自己的錯，因為我們貪心、我們不懂、我們無知，身為皇族／神族的你們就沒錯嗎？

「你們一直高高在上，妳有慈悲心但無能為力，我知道妳想救也但沒辦法，但我沒有辦法不怨妳，不恨滅掉我族人的你們（神族），我們拼命的工作，就是想要在『你們』的地方有一席之地，想要成為你們，擁有像你們一樣的能力，這難道錯了嗎？上面的人不是這樣承諾我們的嗎？只要我們認真、努力、聽話，就會給我們想要的能力，可是他們給的是毀滅！他們說不要妄想，下面的人永遠都是下面的人。是你們違約在先，不能怪我們叛變。我們也只不過是想為自己找一個生路（出路），我的人民何其無辜，你們會有報應的，總有一天要為你們的所作所為付出代價的。

「因為我聽見至青是這麼說的（黑衣權杖人開始哭泣），她說這所有的一切都是有業力的，能量永遠都在尋求平衡。我真的很不甘心，看見自己的妻子、孩子，愛的人在我眼前死亡，你們草菅人命，人命在你們眼裡什麼都不值，我最恨的就是這一點，你們始終沒有愛過我們，你們如此不懂愛，現在還來教我愛，不是很可笑又諷刺嗎？（黑衣權杖人雙手掩面跪在地上哭泣）我也好想像妳一樣成長，妳說只要懺悔就可提升，但我更希望聽見毀滅我們的人對我們說抱歉。

「我知道你們現在都非常喜歡托特，但是你們不知道他曾經也很惡，他對我們的所作所為，我們永遠不會忘記。他明知道是錯誤的，卻選擇了他的族人，犧牲了我們。這世間還有天理嗎？天理根本就是他們創造出來的規矩，他們想怎樣就怎樣，因為他們是神，而我們只是奴隸。我們始終擺脫不了卑微的身分。葛瑞絲，妳有一天也會被他們所用的，到那一天妳會相信我現在所說的話。」

我對他說：「如果我被利用也是因為我的無知、我對名利權情的貪，但從今而起，就算我真的被人所害，我不會選擇恨，我會選擇接受，包括接受我的無知，我會做出和以往不一樣的選擇，這就是你跟我的不同。」

黑衣權杖人突然瘋狂地大叫：「難道只有懺悔這一條路可以選嗎？」

我說：「是的，別無他法。你只能為自己的人生負責，我也只能為我的人生負責，神族也只能為他們自己的決定負責。你就把這個責任交給宇宙吧，宇宙自有平衡能量的方式，去上課吧，好好的聽課。」

此時只見黑衣權杖人和他後面所有的人民跪下，正面向至青老師的家。在他們的前方站著一個人，我想那是白衣觀世音菩薩。

黑衣權杖人：「我走了，此刻不能久留，他們又來了。」

十分鐘後又突然出現，不死心地再問：「妳真的可以救我們嗎？」

我說：「不行，只有你們能夠救自己。」

黑衣權杖人：「難道沒有別的方法嗎？拜託至青老師也不行嗎？好多人都拜託她。」

我說：「是的，拜託她也沒有用，這一切只有靠你自己懺悔，然後學習。」

最後只聽見他嘆了一口氣，走了。

我當時並不知道自己是神族的人，從黑衣權杖人的這一段訊息來看，我想我在當時是神族的人，並且可能曾與黑衣權杖人有過交涉。

二〇二〇年十月十三日，白天。

前往醫院的路上，我和至青老師討論昨晚黑衣權杖人留下的訊息時，他又出現了，並和至青老師有了一段對話。

以下對話用「至青老師」代表吳至青老師，「權杖人」代表黑衣權杖人，「葛瑞絲」代表我。

權杖人：「我們受了這麼多委屈，現在要我們懺悔，我們怎麼願意，更想聽到的他們先向我們懺悔。」

至青老師：「神族的人也會為他們所做的事情下地獄的，只是他們活得比較久，但只要他們死了，他們和所有的人一樣，都會下地獄。他們會活多久，我算給你聽，地球繞太陽一週是一年，我們人類的平均壽命是繞太陽七十次就是七十歲，他們的星球繞太陽一週是我們的三千六百年，而他們的壽命是繞太陽一百二十次，所以等於四十三萬年。不過，你所認識的神族人大多不是出生在母星球，而是出生於地球，在地球出生的神老化速度快一些，壽命也會短一些，但即使這樣，他們還是比人類長壽多了！」

權杖人：「為什麼我們受到詛咒呢？」

至青老師：「**詛咒是你想出來的，地獄也是幻象。**」

權杖人：「所以我們沒有被詛咒嗎？」

至青老師：「當然沒有，你以為被詛咒，其實是你的意識創造了這個詛咒。你的意識創造了你的世界，你認為一切都是別人的錯，你沒有錯，你認為你是受害者，當然你就創造了一個受害者的地方，那就是地獄。只要你承認自己有錯而且錯得離譜，你就可以立刻離開地獄。試試看啊！再想想，你真的沒有錯嗎？人人都有要『名、利、權、情』的欲望，這四大欲望本來是中性的，但是人往往把它們拿來當犯錯的工具。比如，你犯了什麼錯？我們從四大欲望裡挑一個，你要的、喜歡的不是『權』嗎？你不是要有能力嗎？你表面上說想為人民爭取福利，其實內在是想滿足權的慾望，因為有了權，你就能控制更多人，地位會更高，也代表你有更大的能力，不是嗎？」

權杖人：「神族的人當初答應要給我們能力，但他們騙了我們！」

至青老師：「重點不是他們是否騙你，首先你騙了自己。因為你是人，卻妄想要有神的能力，這就是你的癡心妄想，就是你的錯，不能怪別人！你說，『我們也想要有神的能力難道錯了嗎？』當然是錯，大錯特錯。你忘了你是人，或說你『無知的』以為你是神，就像一條狗希望主人能給牠人的能力，這不是癡心妄想嗎？不是無知嗎？你在做人的當下當然不可能馬上有神的能力，不管你多努力多拼命都沒有用，因為你生下來就是人，一定要等死後才可以變成其他的存有，你一定要等。」

權杖人：「人不是生而平等嗎？為什麼我們沒有這個能力？」

至青老師：「人和人可以說『生而平等』，但是人和神卻是『生而不平等』。假設今天你是人，我也是人，所以我們兩人是平等的。但如果今天你是神，我是人，我們天生能力不同，壽命也不同，怎麼可能平等？應該說人和神生而不平等，如果你想將來要有神的能力，必須在生前就去培養。培養什麼？培養對人要有大愛、待人接物要有智慧、還要對自己的情緒有管控能力，這些都會提高你的振動頻率，振動頻率提高之後，等你死了才可能揚升而變成神而有神的能力。如果這些神不在他們生前做一樣的事——培養大愛，培養智慧，管控情緒，那麼他們死後也不會再繼續做神，神們就會下墮成為其他形式的存有，比如人類或是動物或是植物。

「所以你必須要放下對能力的妄想，而且不能怪神，你說你被神騙了，其實你是被自己的無知騙了，明白了這一點，你就不會怪別人了。**記得，不管別人做了什麼，先別生別人的氣，先回頭看看自己是不是做錯了什麼**？所以你們一定要學會懺悔，**懺悔就是知道自己的錯誤在哪裡，下一步就要改錯，這是培養愛、智慧、情緒管控的第一步**。有一天你會知道你恨的神族，其實也是來幫助你改錯的貴人，有一天你會感謝他們的存在。像葛瑞絲一樣，也像我一樣，你們要學習無條件的愛。」

權杖人與他身後的士兵諷刺地哈哈大笑：「葛瑞絲瘋了，神經病！妳也一樣，妳們兩個都瘋了！」

至青老師：「我很愛你們！」

權杖人：「很謝謝至青老師愛我們，我們從來沒有感受過真正的愛。」

至青老師：「既然你感受到我的愛，可以向我這樣子的人學習，如果真的要學某個人的話，不要學神族，雖然我也不是特別厲害，但如果你要學就選一位振動頻率更高的人。」

此時權杖人似乎心動了，態度也稍微軟化。

權杖人：「原來我選錯人學習了。無條件的愛代表原諒嗎？葛瑞絲是這樣成長的嗎？」

至青老師：「是的，你們一定要放下。」

黑衣權杖人立刻大喊：「放下！」他身後的士兵也跟著喊：「放下！」

但他們並不了解其中的意思，就像部隊一樣，班長喊「一」，下面的人便跟著喊「一」。

權杖人：「妳說什麼，我們就做什麼。」

至青老師：「你們要學習有判斷的能力，不要只是聽話。要學習原諒與愛，就像葛瑞絲一樣做練習。」

權杖人再次諷刺地說：「她是神經病！」隨後又立刻不敢置信地問：「妳是說叫我愛我們的敵人嗎？」

此刻我看見的畫面是，黑衣權杖人與他身後的士兵諷刺地大笑好久，但士兵們不知道為何笑，就只是跟著黑衣權杖人笑，笑著笑著，黑衣權杖人流下幾滴眼淚，表情複雜。而在這之後，我看見他身上的黑披風開始掉出黑色的蟲（我想他是領悟了一些什麼），而這些黑色的小蟲愈掉愈多，像細雨般地落下（我稱之為黑蟲雨）。

至青老師持續講無條件的愛，瞬間所有的人都睡著了（通常睡著了代表著這個就是他們需要聽的課題，或者是他們此刻因為不了解而睡著）！

在這段對話之後，黑衣權杖人與士兵們沉睡了足足兩天之後才清醒。在這兩天中，至青老師常常問及他們的狀況，由於畫面不曾在我眼前消失過，我便能隨時向老師報告他們的情況：在沉睡的過程中，他們持續地從身上下出黑蟲雨，從原本的小雨，一天後變成傾盆大雨，再過一天又變成毛毛細雨。

十月十七日。

我看見他們似乎要回復原來是人類的樣子，影像在黑衣人與人類之中交錯，感覺像是穿著盔甲的戰士。

再隔一天（十月十八日），他們的黑蟲雨變得更小了，只剩下滴答滴答的幾滴雨水打在地面上。我看見他們作為人類的樣子，有點像是古羅馬時代的人，手上拿著木棒（木棍），身上穿著類似古羅馬式時代斜肩的咖啡色長袍，深色的頭髮（可能是黑色或深咖啡），他們在市集裡走動，人聲沸騰。這畫面讓我想到了「巴比倫」三個字。

之後畫面轉換到沙漠，有許多人在戰爭，沙漠底下彷彿有什麼在騷動著，沙漠上的沙像波浪般動了起來，而後一聲巨響，地面上所有一切都消失了！

12-4 阿努納奇神族出現

十月十三日，晚上十一點三十分。

這次看到的畫面都是黑白，人物很小，大約是我一個手掌的高度，我猜測也許是因為時間久遠的關係所以感覺特別的遙遠。

我看見「那個時代」的一些生活的畫面，連續三天（或說三次）都看到這位女神族妹妹（我猜測這可能是黑夜權杖人口中的我），畫面中，她正跟黑衣權杖人的族人在皇宮內交涉。她優雅地站著，黑衣權杖人他們總是單腳跪地，（今天我看見）他們交談的氛圍很和樂。戶外有一些圓圓類似（我只能說應是）飛碟形狀的物體在空中飛來飛去，裡面似乎都坐著一位或兩位的駕駛員，夜晚，但天空是很漂亮的深藍色，皇宮外似乎有很多工人睡在露天的地上。整體的感覺是祥和的氛圍，也許這時還相處融洽。

（我感覺）但在宮殿內的神族（皇族）很緊張，似乎有內鬥或吵架，彼此大聲說話（感覺在說什麼事來不及了），有一個男人（後來至青老師猜測可能是神族二王之一的恩基（Enki）坐在王位上嘆氣而後低頭不語，非常無能為力的樣子，彷彿知道即將有事發生但他無法阻止。之後很多的神族（應該都是皇宮內的人）向上飛走（我想也許是坐飛碟或太空艙離開），這時突然出現一片哀嚎，下面的人似乎對神族飛走這件事很痛苦。然後戰爭、流血、死亡、恐懼、憤怒與恨，在很大一聲巨響之後，這片土地上的所有瞬間消失，就好像這裡從來什麼都沒有發生過，恢復成原來的一片沙漠，人與房子，所有一切瞬間消失。

我看見有一隻大鳥形狀的太空艙（或是鳥？）在天空嘆氣，飛了好久好久，沒有下來也沒有移動，就一直這麼往下望著。經過了許久以後（不知道多久）他決定向上飛，經過了很多雲，又好像是很多很多的能量，最後來到一個很高、很高、很高的地方，然後恢復成人樣，他對著空氣說（我知道他旁邊有其他存有的，我起初不怎麼能看得見其他人，過了一會，我能看見底下跪著一些高大的男人。以下這段話，我們後來推論應是托特說出）：

「我要離開這裡，這裡讓我成長、曾經充滿希望、也曾經心碎，如今我知道錯了，我需要透過學習與懺悔到一個更好的地方，但我不能帶領你們去，能跟的就跟著吧，我要卸下王位，不再貪戀王位的一切，（這時他有點傷心流淚），這個王位發生太多的『殺』，不是我想要的、不是我的目標、也不是我的終點。（底下的人開始哭泣拜託他不要離開或拋棄他們）。我沒有離開，也沒有拋棄你們，我只是要上去了，我會永遠眷顧著你們，也會永遠眷顧著下面的人。在底下所發生的這些殘忍的事情，我必須對他們負起責任，只有透過不停學習與向上，我才能知道該如何幫助他們、到底該怎麼做（他傷心哭泣），我好怕沒有機會彌補，就會一錯下去，我想我們的星球就是這樣毀滅的，但沒有任何一個神族（皇族）相信我（他再度流淚哭泣，情緒比上次激烈），我必須出走，而且我將一個人走，我救不了我哥哥（至青老師猜測是馬杜克〔Marduk〕），我將看著他受苦很久，但我又能怎麼樣呢，他完全不聽我說話，完全不採納我的意見，他將所有的人踩在他的腳底下，但這是不對的，而且是非常非常不對。

「葛瑞絲，請妳告訴所有底下的人（他再度流淚傷心，情緒比上次激烈），我們錯了，我錯了，特別是我，我這個有能力卻又無能為力的王，唉，我不知道我能不能夠被原諒，我希望你們，在至青家門口的你們，能夠原諒，能夠原諒我們曾經犯下的錯誤。我不應該這麼要求，但我真的很希望和平和諧的那一天趕快來到（他又哭了），我們到底在爭吵什麼呢，為什麼要戰爭呢？為什麼要傷害自己的同胞？雖然我們長得不一樣，但我們卻是一樣的，這世界不應該有你我之分，不應該有上下之分，不應該有貧窮與富有的差別待遇，因為我們是一體的，但我無法傳遞這個概念給我哥哥，所以只能看著他犯錯，也看著自己犯錯，啊！這無知的錯呀，希望你們能夠明白，不要和我一樣犯下無知的錯。」

他傷心哭著講完最後一句話。

不知道為什麼，似乎午夜十二點一到，聲音就會消失，他們就會離開。凌晨大約一點三十分的時候畫面又再度出現。這一次我看見的畫面是：金碧輝煌的皇宮，很多亮晶晶的黃金，男女在床上做愛。

12-5 黑衣權杖人的改變

今天（二〇二〇年十月十七日）我看見一些在古代（可能是古代巴比倫城市）市集的畫面，有一位穿著斜肩深咖啡長袍的男人，短短的頭髮是深咖啡色（也可能是黑色），皮膚偏深棕色，他的左手拿著一隻木棍，單膝下跪在一片沙漠上。我一開始不太確定他是誰，猜測很有可能跟黑衣權杖人有關，或他就是黑衣權杖人。

二〇二〇年十月十九日，黑衣權杖人再度出現。

以下對話用「至青老師」代表吳至青老師，「權杖人」代表黑衣權杖人，「葛瑞絲」代表我。

葛瑞絲：「老師，帶頭的是黑衣權杖人，他身後有非常多人。我現在看到的畫面，不是之前在你家門口的空中，他們所在的背景是好幾個交錯的，一個您家門口，一個是地獄，一個是古代的巴比倫。那個穿咖啡色長袍的男人走在市集裡，向一些老婦人買東西，不是用錢買，但不知道用什麼做交易。」

至青老師：「這個老婦人是坐在地上還是？」

葛瑞絲：「坐在地上。她們全身都包起來，有些蹲著，或坐石頭上，坐在地上的比較多。很老，我想她們不是老，臉被曬得很老的樣子，因為那個地方很熱。老婦人都穿著深色的衣服，從頭到腳都包裹著，像修女一樣，但不像修女的衣服。現在是祥和的畫面。我想那個時刻，他們是開心的。有一些壞（惡）的意念（能量）在城鎮裡交錯流動，但人們看起來還是開心，活得滿足的。離城鎮較遠的地方有個皇宮，但我不知道是否為神族住的地方。」

至青老師：「妳說的是神族？」

葛瑞絲：「有可能，皇宮裡傳出很多音樂。他們好像在開派對，盛宴、音樂，好像還有飲酒。在皇宮裡，看到一些淫亂的畫面，然後（我看到這畫面時）那位穿咖啡色長袍的男人就生氣了。」

至青老師：「也許『他』是黑衣權杖人。」

葛瑞絲：「他跟皇宮的人有交流，他將在市集裡收集到的消息回報給皇宮，上面的人就會給他一些獎賞。但每次他到皇宮，看到他們飲酒作樂就非常不高興，覺得腐敗，像是子民做牛做馬，皇宮的人卻在享樂，不甘心！」

葛瑞絲：「他覺得底下的人都很和善又善良，值得更好的生活，更好的對待。」

至青老師：「如果是巴比倫的話，巴比倫是在一個 Kish 城市的旁邊，巴比倫是五千多年前，馬杜克（Marduk）蓋的，他是托特（Thoth）的哥哥，馬杜克在埃及時代就是拉（Ra），非常自大，想稱王，想要變成眾神之主、統領整個太陽系的宇宙，所以他在巴比倫城蓋了一個通天塔，我大過你們所有人、所有神的意思。舊約聖經也談到這個通天塔，馬杜克的舉動當然激怒了其他的神，其中有一個他的死對頭恩利爾的兒子甯爾塔（Ninurta）就把通天塔給毀了，這兩個死對頭的爸爸是兄弟，恩基（Enki）是哥哥，恩利爾（Enlil）是弟弟。」

權杖人說：「我們明著為恩利爾做事，暗著為恩基通風報信！恩基答應要保護我們，所以我們為他通風報信。」

至青老師：「我懂了，那個『孩子的媽媽』講的叛變，大概就是這個意思，因為最後使出恐怖武器的就是甯爾塔這邊，也就是恩利爾這邊的。」

葛瑞絲：「喔，但他們沒有被保護到。」

至青老師：「當然沒有，恩基很後悔的就是這件事，他想阻止弟弟的兒子甯爾塔這些小輩們發恐怖武器攻打自己的大兒子馬杜克，但阻止不了，連恩基自己的第二個兒子尼爾嘎也主張要去攻打自己的哥哥馬杜克，所以恩基連馬杜克都保護不了，當然也保護不了他（指黑衣權杖人）啊！」

權杖人說：「無所謂了，我們只是來告訴妳（至青老師），我當初做了什麼蠢事，我不在乎恩利爾背叛我，是我錯了。」

至青老師：「對，因為你不明白，跟很多人一樣都不明白，所以要學習。你學了以後就能夠放下。放下，你就沒有恨，沒有恨就會讓你離開地獄，讓你上升。」

權杖人：「一開始就不應該選擇任何一邊為自己『爭權奪利』。所以我想錯了，我想要人民建造更好的生活，我想要能力大到足以跟他們抗衡。但我根本就沒有能力，也沒有辦法，而且我用錯方法，如果我謹守本分，不理他們，也許什麼事也沒有。是我害死了我的人民。」

至青老師：「對。」

權杖人：「不是恩基、恩利爾，也不是其他的神，是我的貪心害死我的同胞。」

至青老師：「對，你看到這一點。」

此刻畫面中所有士兵都在哭，黑衣權杖人沒哭。

權杖人：「是我害死了他們，我對他們有責任。但我不知道該怎麼為他們負責？」

至青老師：「你現在把他們帶過來吧。你可以在這裡等上課，我想你可以在課堂上課了，雖然我那本書是為你寫的，本來以為你們在的地獄沒有光也聽不到聲音，只能看，所以我為你們寫書，雖然你們已經出地獄了，但我的書仍然會出版。」

葛瑞絲：「現在他們就跪在老師家門口，在『小智』左後方的地上。但他們不是雙腳跪，是單腳跪，就像士兵一樣。他們說這是他們的習慣（指單腳跪地），可以嗎？」

至青老師：「當然可以。」

葛瑞絲：「對他們來說，這種跪法就是非常尊重的意思。」

權杖人：「不過如果雙腳跪對您們是尊重，我就雙腳跪。」

葛瑞絲：「『您們』，老師，他是指老師『您』跟『您身後的神』。」

至青老師：「不用，你怎麼舒服就怎麼，甚至不用跪下來，坐著也很好。」

權杖人：「不，我們一定要尊重。」

至青老師：「好的。你們太了不起了！你能夠看到這一點，能夠知道你做了很多錯事，等於是害死了這麼多人，能看到這一點，真的非常了不起，非常好。」

權杖人：「我想了很久妳說的話，雖然前幾天我看起來像睡著了，其實我是在思考（指下黑蟲雨，睡著的那幾天）。我想了很久，妳說我的貪心、爭權奪利、妄想，妳是對的，我是妄想，我沒有看見要犧牲這麼多人命去滿足、換取我的妄想，但這不是我要的，我不想有人死，但不知道為什麼我們都死了，還死得這麼痛苦。所以我錯了，錯在我的無知。然後我看著妳們說的『大帥』懺悔，雖然我不知道他在搞什麼，怎麼會去外遇？這麼不珍惜自己擁有的？在當時我們有吃、有住、有老婆愛，就很感動了，他竟然還有好幾個！但是，我聽到老師您說，『懺悔』足以讓他提升振動頻率。雖然我不敢奢望會去天堂，像他一樣為神做事，雖然我很想，但我知道這是貪心，我決定不要再想為神做事。但希望我的人，我身後的人都能像他一樣去天堂。我覺得我的職責就是把他們帶到天堂，這是我對他們負責唯一的方式。我不在乎自己到哪裡。」

至青老師：「好。我一定盡全力幫你。你放心，幫你就是幫你身後的人。」

12-6 巨人

至青老師提到，「巨人」在蘇美人的石板紀錄及後來的基督宗教《聖經．舊約》裡，是一群來自尼碧魯星球的神族和地球的人類女子所生的混血子女。根據西琴翻譯的蘇美文明紀錄，大約發生在距今五萬多年前，當時有一群神族年輕人被派往地球出使任務，這二百位長期在外的神族，因為不滿管理階層（也是神族，但屬皇室）的所作所為，決定搶奪人類的女子為妻，他們所生下的孩子就是這些「巨人」。這事件也記載在後來的《聖經．舊約》「創世紀六章一～四節」，這些搶奪人類女子為妻的「神的兒子們（sons of God）」是「墮落的天使」，他們所生的子女「拿非利人」（Nephilim）即是「巨人」。

第一次看到巨人是大約在今年（二〇二〇）五、六月的時候，我看見他們站在老師家約有兩條街的距離外，安靜的站著，勤勞，性情溫和。七月底，巨人們也參加了至青老師在台北的課程。

第二天下午的課程中，他們突然嚎啕大哭了起來，「我們一直都不知道活著的意義是什麼，始終找不到生存的動力，沒有人肯定與認同我們。」

巨人們大哭的同時，窗外的天空也忽然下起大雨。我想這會不會是巨人的眼淚？我為他們感到心酸與難過，心酸的是他們不知道自己的人生目的，難過的是他們不知道完全不需要他人的肯定與認同才能生存，他們身型巨大內心卻無比脆弱。

巨人出現約四個月之後，其中一位巨人作為代表開始與我們對話。以下紀錄巨人與至青老師的對話。

二〇二〇年十月十七日。

巨人：「我們一直都想被承認。」

至青老師：「**如果別人承認你們或你們承認自己，有沒有想過這個可能性？**不需要等上帝來承認你們。」

巨人：「我們聽不懂。」

至青老師：「你們可以想一想。」

巨人：「但他們是一切（指上帝）。」

至青老師：「**重點就在這裡，他們不是一切**。你們不需要他們的承認。」

巨人：「我們一直都聽他們的，所有的人都聽他們的。」

至青老師：「我就沒有聽祂們的。」

巨人：「妳是後來的人（指沒有與巨人活在同一個年代）。」

至青老師：「我本來就存在，我不是後來的人。」

巨人：「妳為什麼不聽他們的話？」

至青老師：「因為我在比他們更上面。你們現在就要學習，學習放棄要他們承認你們，他們終有一天會承認你們，但還要好久好久以後，你們何必要等那麼久呢？」

巨人：「我們想要他們承認，我們跟他們是一樣的，我們也是神。」

至青老師：「你們癡心妄想，你們不是神。」

巨人：「我們有他們的基因。」

至青老師：「你們有他們的基因又如何，這一切都是暫時的，等你死了又換一種身分，誰的基因一點都不重要。他們不會永遠管理你們，你們也不會永遠在他們之下，這是宇宙非常重要的一個原理，你們要是不知道，就會永遠痛苦下去。」

巨人：「我們有神的基因，但是連人類都看不起我們，我們很低等。」

至青老師：「就是因為你們受制於這些神，他們不是什麼神，因為他們能力比你強，所以你叫他們神。一定要改變你們的觀念、放棄你們的想法。我打個比方，今天我是你們的媽媽爸爸，下一次可能我是你們的孩子。角色會互換的。」

巨人：「葛瑞絲都看不起我們。」

至青老師：「葛瑞絲，妳看不起他們嗎？」

葛瑞絲：「抱歉了，如果我以前看不起你們的話（我以前是神族的一員，我猜測以前應該曾經也看不起巨人）我現在當然不會了。」

至青老師：「葛瑞絲現在悔改了，整個觀念改變了，她如果曾經看不起你們，她已經為這件事情下過地獄了，所以看不起你們的人、不承認你們的人也會下地獄，他們也會跟你們一樣痛苦。他們承不承認你們，一點都不重要。」

此刻巨人們好像開始接受至青老師的話，然後巨人們開心的上下跳，就像卡通裡的大象一樣，用他們的大屁股坐在地上上下彈跳。

至青老師：「**你們本來就存在，記得你們不需要任何人承認。你們一定要自己懂了才能夠解脫，再高的神都不能幫你們，一定要了解沒有任何人可以永遠控制你們，了解了以後，你們就自由了。**」

談話到此，我看見好像有一道門出現而後關上，巨人們突然就消失了。

二〇二〇年十月二十三日。

巨人：「到底要怎麼做上帝才會愛我們？」

這個問題巨人反覆問了好多次，我想他們可能始終不明白。

至青老師：「**你們可以自己先去愛。**小時候沒有人照顧過你們嗎？**她餵你喝奶，每天把屎把尿的照顧你，她就是非常愛你的人，**你為什麼還需要得到上帝的愛？很多人也是沒有爸爸的。但是我得到媽媽的愛，所以得以生存，得以成長。我感激這個生我的女人，感激媽媽的愛，**感激就是我表達愛的一種方式，我們都要去愛，沒有人是沒有接受過愛的。**」

二〇二〇年十月二十四日。

前往至青老師家的路上，下交流道時看見昨天晚上和老師對話的巨人們還在生氣，就像鬧脾氣的巨嬰般坐在地上，氣呼呼的用彈跳方式來表示他們的不滿。

至青老師：「因為這個是真理，這個世界永遠是平衡的，沒有人生來就該『恨』任何人，你該做的事情是愛，要愛生你的『那個女人』，而不是恨，絕對要愛。恨只有製造不平衡，不平衡之後『後果』就跟著來了，你們到現在還是不悔悟，不知道自己錯，那你們就這樣下去，我很嚴厲，你們太無知了，太無知了。」

此刻巨人們有嚇到的表情，停止跳了！

至青老師不放棄繼續對巨人們：「你們要學習愛，學習感恩。」

從黑衣權杖人和巨人（包括我自己）的故事，我得到的啟發是，從古至今人們就在做著一樣的錯事，那就是「恨」，老師說的很對，我們可以選擇「不恨」，聽起來很容易，做起來極度不容易，至少我到現在都還在練習。

至青老師與巨人們的這一段話特別讓我感同身受，從小我就覺得生存很難，我好努力想要得到爸爸媽媽的認同，但是他們的一個眼神或一個動作都很容易讓我受傷，認為全世界都沒有人愛我，我是被拋棄的孩子，我好可憐，但可能都只是我自己解讀錯誤。在學校如果我表現不好，就認為老師不喜歡我，和同學吵架，或我喜歡的同學沒和我說話，也認為是同學不喜歡我。

為了要得到他人的認同與愛，我開始做討好他們的事情，但我做得越多心裡的憤怒就越多，因為沒有得到我想要的。我抱持受傷的想法長大，長大後一樣在做討好別人的事，一樣不解為什麼我得不到，內在就愈來愈不平衡。

我記得二十多歲時到義大利旅行，每參觀一個教堂，我就傷心地問神：「我到底做錯了什麼？祢們為什麼拋棄我（不愛我）？」

如今才知道我做錯了什麼，**就是我想錯了，我要放下自己想要的，並認知我從來不需要他人的承認與愛。我有愛的能力，我可以給，就像我在第一次危機做的練習，給予就對了，完全不期待任何回報，因為當我期待的同時，就在要別人的承認與愛，也就是我痛苦的開始。**

當至青老師對巨人們說要感謝自己的母親懷胎九月生下你們，並自小呵護你們長大時，我想起了自己的母親，這一生我已不記得母親在我孩童時期給過我的溫柔細心呵護，不記得她曾經撫摸過我的臉龐，也不記得她在我生病時急忙帶我去醫院看病……母親曾經給予我的一切，得之理所當然，從未曾想過與感謝過，在我生命中怎麼會有如此偉大的女人願意含辛茹苦的照顧孩子呢？而且還要同時承受許多來自孩子的誤解與憤怒。撇開媽媽與我的前世，光是她生我與照顧我已太值得我感恩。事後我想起自己曾在二〇二〇年十月回娘家的路上，快到家時，忽然看見母親照顧幼時的我、擁抱與餵我喝奶的畫面，她的大手牽著我的小手學習走路，這一刻我好幸福與滿足。就如同老師對巨人們說的話，我們都曾經擁有過愛，只是我們已渾然不記得。

雖然巨人已經不存在於這個社會上，但也許我們每個人的心裡都有一個巨人、或黑衣權杖人、或小智、或帥哥的存在，他們的故事不只是他們的故事，從這些故事我反思自己的人生、從老師與非人的對話裡，更加理解老師說的：「我們只是藉著這一個肉身來到地球上學習，學習如何修正自己錯誤的觀念。」

我曾經無知的認為身為人只需要過好這一世，萬萬沒有想到為了賺取名利權情，製造了多少愛恨情仇的錯誤想法與情緒。如果有著肉身的我們無法改錯，這每一個錯誤的起心動念皆很有可能會讓我們下地獄（我個人認為是一定會下地獄），直到有一天我們悔悟。

Chapter 13

第四次危機

13-1 堅定人生目的

二〇二〇年九月十五日。

即將要完成這本書的最後，接到醫生的通知，我的右邊肝臟又發現一些新的癌點，雖然原本的腫瘤並沒有變化，但要再度踏上化療之路。然而這次在醫生告知我需要持續接受治療之時，我領悟到花了兩年又五個月的時間，從對人生目的的一無所知，到今天堅定知道自己人生目的方向，我很感動有幸在這一生能夠看見自己的成長。

在醫院時，打了通電話給我的補習班老闆，告知我要大幅度減少工作時間，甚至考慮休息短暫休息一陣子，但並不是為了做治療，我希望從今以後工作只佔據我生命中的四分之一。

我一直是工作狂，我熱愛我的工作，也需要收入來為自己的經濟負責，我曾經也認為賺錢是人生中非常重要的事，但就在看完醫生報告後，更深切意識到我還未真正實踐自己的人生三大目的，而我可能會沒有時間實踐，也就是說，我二年多前從醫院奇蹟似地出院後，到今天我還未真正重視與理解人生三大目的，目前佔據我生命最多時間的，還是我原來舊有的生活、工作與家庭。

往常的我沒辦法如此輕而易舉就做出離開工作的決定，經濟不獨立會讓我非常沒有安全感。如果這一生要依靠他人生活，我大概做不到。但這一次我完全沒有任何其他想法，就只是做了一個決定，這個決定是我更希望將寶貴的生命持續專注在做人生目的上。

其一就是我想竭盡所能去記錄宇宙的訊息。這除了是我人生中非常有意義的一件事外，我個人也跟著一起學習成長許多。在經歷大師在中陰階段的事件之後，我也陸陸續續親眼見到其他不同次元的存有出現，我看著「非人們」因為生前的無知與報復心，而深陷地獄或其他不好的地方，我心疼他們的同時，也時時刻刻提醒著自己，切記要對人生有著無條件的愛，並學習「原諒、接受與感激」。

其二是我要廣泛地學習與吸取更多知識以提升自己的智慧。至青老師經常說：「要提升振動頻率，除了擁有無條件的愛之外，想要再往上走就要有智慧。」這個宇宙如此之大，有著太多我們人類無法理解的事情，我願自己在此生能夠把握時間好好學習，能夠學多少就學多少，就像兩年多前老師在醫院對我說的話：「葛瑞絲，無論妳還剩下多少時間，盡力去做、去學就對了。」

我在決定放下工作並重新安排人生的優先順序後，從來沒有對自己如此滿意過，我認為自己終於在這一生做了一個對的決定，而這個決定與人間的名利權情無關（也就是說我不是依照出生後的人生目的而決定），而我對眼前的疾病與未知的將來也絲毫無恐懼。**我如今不再恐懼死亡，不是因為我曾經面臨過死亡，而是因為我理解了生命的意義。**

二〇二〇年七月。

宇宙曾經給我一個非常明白的暗示，甚至可說明示，只是當時我並沒有立即聯想與自己目前的身體狀況與人生目的大有關聯。

在這個畫面裡，我看見我的右邊肝臟出現一位與阿拉丁神燈一模一樣的神燈精靈，只不過這個神燈精靈是綠色的，有著一撮黑頭髮和黑色長鬍鬚在下巴，雙手戴著兩隻金色手環。在他出現之後，出現了一隻黑色的蟲，大約七到十公分，這隻黑色的蟲從我的右邊肝臟爬出來之後就死掉了，同時也看到許許多多非常小隻大約一公厘的黑色小蟲，逆時針方向地繞著我全身爬行，我感覺這些黑色的小蟲爬行在我的血液和骨頭裡。

看完這個畫面，我個人解讀神燈精靈代表的是我的私欲——名利權情，而這些欲望可能是我得到癌症的主因。我們普遍對神燈精靈的認知是有求必應，而我們求的就是各種欲望。

隔天我求證至青老師，也告知我的推論，老師同意我的分析，並告訴我各式各樣的欲望也可能是每個人會生病的原因。我認為我當時沒有想通這段訊息的重點不在於我的疾病，而是在提醒我著眼點要放在神聖的人生目的（提升自己、別人和世界的振動頻率）。

二〇二〇年九月二十二日。

我與先生討論孩子未來讀私立或公立小學，對彼此的安排較好？就我的角度來看，我認為讀私立小學省去中午接送，我會較有安全感，雖然價格較昂貴，但只要在經濟許可內，我會選擇私立小學。其實在才不到兩個月之前，我原先的想法是讓孩子念公立小學，下午孩子接回來由我親自輔導課業，我當時認為這樣對孩子的學習是最好的，對我們大人也是比較經濟的方式。

就在我意識到必須重新安排人生中的優先順序後，我首先對先生說抱歉，對於自己曾經承諾過要親自輔導孩子課業這件事情，我要反悔，當時沒有意識到原來我需要很多個人時間去實踐人生目的，沒有辦法每天在家裡帶孩子，我要把教育的工作交給學校，而做為一位負責任的母親，我的職責就是幫孩子選擇一所適合她的學校。

先生對我突如其來改變，一時無法接受，他很驚訝地對我說：「我不懂，妳為什麼不能在家帶孩子？」

我說：「首先，我必須先聲明，帶孩子不是我一個人的責任。之前是我錯了，我主動說要帶她，所以讓你誤會帶孩子是我一個人的責任；再者，我想把握時間好好做我的人生目的。」

先生說：「妳只需要將她從學校接回來，讓她自己吃飯、自己做作業，而妳在旁邊做自己的事情，這樣不行嗎？」

我說：「孩子每隔幾分鐘就媽媽、媽媽的喊，我怎麼可能有時間做自己的事！」

先生說：「妳一定只要做妳的人生目的嗎？帶孩子不在妳的人生目的裡？難道就只有妳有人生目的要做，我也有我的人生目的要做！」

我說：「我一定要做我的人生目的，如果不做我可能會死，但我不是因為怕死而做。你當然也可以做你的人生目的，這兩件事情一點都不衝突，我只是希望我有更多的個人時間，專心做自己的事。」

先生說：「如果每次談到人生目的，就提到妳可能會『死』，我們還有什麼討論空間呢？」

我說：「當然有空間，我們現在不就是在討論如何替孩子選擇私立或公立學校嗎？再說，這世上每一個人都會死，也許我的情況與其他人不同，我的重點是我要好好把握時間學習。」

先生說：「我不懂，妳為什麼不能在家帶她？就讓她在家裡玩玩具或做她的事，妳根本不需要教她或做任何事情。」

我說：「不行，我沒時間每天為她煮午餐，每天為大家準備早餐和晚餐已經夠我忙了。」

先生說：「不然我下午自己帶她好了。」

我說：「可以。首先，你公司同意，再者如果你能夠教得跟學校一樣好，那麼我同意。」

先生說：「我怎麼可能教得跟學校一樣好。」

我說：「所以我們現在就需要討論，送她去公立小學，然後下午選一個好的安親班，或是選一個全天的私立小學。」

先生說：「妳已經決定好了，哪還有討論空間？」

我說：「我根本沒有做任何的決定，怎麼會沒有討論空間。」

先生說：「妳拒絕在家帶小孩，這就已經沒有討論空間了。」

我說：「也許是我的工作性質讓你誤會，我可以安排時間在家帶孩子，但我堅決拒絕。從今天開始，你就當我是一個朝九晚五的上班族，白天是我的工作時間，不要再寄望我會在家帶孩子。如果你堅決要我在家帶孩子，也可以，只要你願意付我薪水，就當我是你請的家教老師，我會辭去其他教書的工作，因為我只需要一份薪水就夠了，而多出來的時間我便能做自己的事。」

先生說：「如果要付妳薪水還不如送她去學校，費用不是一樣嗎？」

我說：「當然，你做了一個很聰明的決定，學校的教育環境對孩子也比較理想。」

我們的談論到此稍微中斷，因為我必須到醫院做抽血檢查。

在等待抽血的時候，我猜想先生大概是顧慮錢而不願意送孩子去私立小學或安親班，同時非常訝異自己如此冷靜與堅定地一再聲明，我需要自己的時間做人生目的，而絲毫沒有對先生生氣。若是我以前很可能會火冒三丈覺得先生不支持自己就起爭執，或者有可能會覺得委屈而妥協或放棄，但是我完全沒有受到先生態度的影響，我滿心只想著要和他好好溝通，讓他理解，如此而已。

約莫二十分鐘後我與先生碰面，我很想繼續剛才的話題，所以再度問先生：「你對我們先前的討論有什麼新想法嗎？」

先生說：「我只是不能理解妳為什麼不能在家帶孩子，而且妳剛才的態度很兇，我認為妳在對我生氣，我其實很怕和妳討論事情，每一次和妳溝通都覺得壓力很大，因為妳非常強勢。」

從前的我（應該說昨天之前的我）如果聽到先生這麼說，我立刻就會因為感到抱歉而放棄溝通，或是妥協，但是今天不論先生說什麼，我始終堅定。

我立刻轉換語氣，溫柔對先生說：「我真的沒有生氣。很抱歉，我先前的態度讓你感到強硬，但我必須很嚴肅地再次告訴你，千萬、絕對不要再有我會在家帶孩子的這個想法，我希望你現在就死心。而且我已經拒絕好多次，你還是一直堅持要我下午在家帶孩子，你是不是有別的想法？如果你覺得帶孩子是我一個人的責任，這其實是自私的想法。」

先生坦白地說：「我不想花這麼多錢在孩子的學習上，我也想要學習，我也想投資在自己身上。」

我說：「這兩件事情一點也不衝突，就算我們選擇私立學校，學費並沒有你想像的昂貴。如果你想要再進修碩士班，學費可以貸款。」

先生放鬆地說：「那麼我們先來研究各個學校的教學方法與學費。」

我說：「太好了，我要的只是我們能一起理性地為孩子選擇一個適合她學習的環境，私立或公立都很好。」

這件事到此對我而言是圓滿落幕。雖然我們還未討論出最終結果，但從這個事件裡，我發現自己變得比以往更堅定、更冷靜，也更不畏懼他人的想法與態度。我對先生的各種想法沒有批判與生氣，原因沒有其他，就只是單純地想要做我的人生目的。

再隔一天，先生對我說：「我昨天沒有意識到要妳自己帶孩子的這個想法，其實是自私的，我沒有顧慮妳的處境，還自以為設身處地為妳著想，我認為只要妳減少工作，下午在家帶孩子，就有時間做自己的事情，原來這個想法並不會真正幫助到妳，是我自以為是了，而我也不願意接受妳當時對我的回覆，很抱歉。」

先生甚至還請教我：「如果妳是我，會如何回覆昨天討論的學校事件？如果我一開始就說，我們先來比較這兩種學校的不同，也到學校參觀後再做決定。這個說法是不是不自私也比較理性？」

我對於先生的這段話十分感動，沒想到才隔一晚，他的態度就大轉變，也非常感激他願意花時間去反思自己的想法與行為，並真誠地對我道歉。

其實這段對話看起來是在對先生說，實際上是我在對自己宣告：「從今以後要以出生前的人生目的，來面對往後的人生。」

在此要特地感謝先生這一路上對我的支持，他真的是我此生的大貴人。

約過一個月之後，先生和我一起在咖啡廳工作，女兒一坐下來就認真的拿出作業來寫，短短三分鐘內，她一下問這個字什麼意思、一下問圖片什麼意思，如果我因為專心在寫稿沒有回覆她，她便「媽媽、媽媽、媽媽」地喊直到我回應。此刻先生給了我一個抱歉的微笑，並對我說：「我現在懂了，妳上回說沒辦法放她自己做作業的意思了。」我無奈地看著他，笑了一下說：「感謝理解。」

二〇二〇年九月二十八日。

接受化學治療的第二週，先生開車載我回家的路上，我清楚記得那一天是飄著細雨的陰天，天空布滿厚重的灰色雲層，突然之間，我感受到一股非常溫暖的陽光，我往右邊的車窗外望去，見到一顆非常巨大、鵝黃色的太陽，我全身不但溫暖起來，內心也充滿難以言喻的喜悅。有一瞬間，我以為是夕陽，但當時是中午一點，我再認真一看，發現這顆鵝黃色的大太陽竟然就近在咫尺，高度約八層樓高，寬約一棟大樓。我問先生是否有看見太陽？先生說沒有。

我才意識到這不是太陽，應該是一道像太陽般溫暖的圓形光。

這是我第一次見到如此具象化的光，它真實的就像一顆真正的太陽一樣，而這道光跟著我大約一個小時後，光忽然與我合而為一，我整個人被光溫暖包圍著，而當時的我正在思考著如何給出無條件的愛。

幾週以後，我稍微明白，認為當時宇宙可能是提醒我，實踐無條件的愛是我的人生目的之一。而這道鵝黃色像太陽一樣溫暖的光，可能正是人生目的的呈現，可能同時也告訴了我，此刻我做的決定是走往對的、提升自己的路上前進，我非常感謝這道光的出現，它無形中給了我很大的鼓勵。（第三章曾經提到過，當一個人在思考或做人生目的時，在不同的次元可能會出現不同的畫面。）

13-2 褪下原來的自己

二〇二〇年十月八日。

晚上，在我正要入睡時，我右邊的胸口突然感覺疼痛，左邊胸口最初癌症開始病變的癌點之處也特別酸痛，突然我看見一個畫面——我左邊胸部（曾經開刀切除胸部的地方）有一個黑洞，一個黑色中空的洞，而在我全身的能量體上有很多隻的黑色小蟲逆時針的流動。我猜測這些黑色的小蟲可能是我的癌細胞，他們就像跳蚤一樣的小。

接下來，從黑洞中出現兩隻大約十公分的黑蠍子，他們已經死亡了。他們出來的方式是一隻接著一隻，兩隻中間彷彿有一條隱形的線（線細的像蜘蛛絲）連著，在他們之後又拉出了另外兩隻更大隻、約二十公分的黑蠍子，這四隻黑蠍子全身充滿許多透明的黏液，這些黏液（像透明的鼻涕）包覆在他們身上而且味道極臭，無法形容的腐爛屍體味，我完全不能忍受的腐爛味道，非常、非常難聞。

在那之後，我還看見很大一片軟軟、黏稠，像是水裡爛掉的一大片海草，也像是一大塊布的樣子，在看到這個畫面之後，我因為太累而不知不覺睡著了。

二〇二〇年十月九日。

一早起床，突然產生我的靈通能力不再是一種使命的想法，「使命」這兩字讓我有不得不做的概念，但我的能力不是使命，我認為是一種選擇，同時也是一個機會，如何在我有限的能力下，如實寫下與畫下我所看見的畫面，與大家分享，這個世界不僅僅是我們肉眼所看出去的一切而已。宇宙有著太多未知的事情，值得我們去探討。而當我只是想著要如何讓其他人，也能夠看見我所看見的畫面時，我就在給予無條件的愛，就在做我的人生目的。

無條件的愛是無價之寶，無法用人間的價值來賦予它意義與價值，我一直到此刻才理解擁有靈通力的真實意義。這一刻，我真心感謝我的通靈能力，透過它，我也能實踐無條件的愛，我更深一層理解了真正的愛不在人間名利權情裡，我不要再繼續攪和於其中，不願意再花費時間及精力，思考這個人愛不愛我，朋友對我好不好，這些實在太浪費我寶貴的一生了！

就在這樣思考的時候，我持續看見昨晚未看完的畫面——

原本我認為是海草或是布的一大片東西被拉出來了，竟然是一個不好看、像電影「七夜怪談」裡的貞子人皮，蓋過臉的黑長頭髮，白色長衣，呈現已經死亡的狀態。

這被拉出來的人皮就站在我身邊，之後，腦海中開始浮現我自己從小到大的樣子，一開始是一位綁著馬尾的小女孩，而後是身為老師教書的自己，之後是喜歡到處旅遊的我。

我猜想也許這些畫面和這個人皮，代表我可能已經不再是如此，或是我正在放下這些想法的途中。

在那之後，竟又拉出來另一個極惡的人皮，身披著黑色披風與黑帽，「他」看起來非常、非常壞，披風裡充滿許多很可怕、不舒服的黑色小蟲。在極惡的人皮出來後，我在腦海中看見了另外一個我（我認為應該是我），是一位灰白頭髮的老婆婆。

在極惡人皮之後，出現第三個人皮，這次是歇斯底里的人皮。這個人皮和第一個穿著雷同，差別在於第三個人皮的頭髮是爆炸凌亂的黑髮，表情比較猙獰和兇惡，像極一位有著嚴重精神病的人。

今天從我身體裡拉出了三個人皮和四隻蠍子，我猜測這些很有可能都代表著以前的我，代表以前某部分我的一些習性提升了，而這些想法在隔天的黑蟲生物出現後，更加證實了我的想法。

13-3 與黑蟲生物的對話

兩年多前（二〇一八年七月），第一次接受化學治療後約兩個小時，我的右邊肝臟腫瘤突然出現了一個聲音：「我們要走了，我們不是來害妳的，只是來維持平衡。」當時的我並不知道這個聲音是誰，也沒有看見什麼畫面。

將近兩年後（二〇二〇年十月十日），我又面臨危機必須接受化學治療時，這個聲音又再度出現，而這一次我清楚看見他們的樣貌。

當時的我正躺在床上休息，突然聽見從右邊肝臟腫瘤處傳來一個不太舒服的聲音說：「這裡有一坨大便、屎。」我嚇了一跳，我身上怎麼會有大便呢？難道是我們家的狗在床上大便了嗎？

以下用「葛瑞絲」代表我，「羅」代表我先生，「蟲」代表黑蟲生物。

葛瑞絲：「右邊的肝臟感覺有屍體，有大便，有屎。我看見在右邊肝臟腫瘤的位置有黑蟲子。」

蟲不悅：「不要叫我蟲子。」

葛瑞絲尷尬地笑了兩聲說：「不好意思，我要叫你們什麼呢？」

蟲生氣聲明：「我們就是蟲。我們就是來咬你們的肉，吃你們的血的蟲。」

葛瑞絲：「蟲子跟蟲有什麼不一樣？」

蟲：「蟲子有被看不起的感覺，我們是來幫助你們的，幫助你們這些愚蠢的人類，你們不愛惜自己，我們就來咬死你們。但是妳，葛瑞絲小姐，妳浪費我們太多蟲子，妳浪費我們這些蟲子的資源。」

蟲：「妳一個人到底要用多少這些蟲呢？」

葛瑞絲：「我也不知道，你們要走了嗎？（意指從我的身體離開）」

蟲：「不然我們要在這邊幹嘛！」

葛瑞絲：「他們好兇耶。」

羅：「化療會殺了他們（指蟲生物）嗎？」

蟲：「化療對我們有什麼用呢？哈哈哈，愚蠢的人類！」

羅：「那就不要再打化療嗎？」

蟲：「化療殺的不是我，是妳！不過，有些藥對我們是有用的。」

羅：「什麼藥？」

葛瑞絲：「什麼藥？不是化療的藥嗎？是西藥嗎？」

蟲：「不是。」

羅：「是竹圍那邊的方法嗎？（我個人做的其他治療）」

蟲：「不是。」

葛瑞絲：「是什麼呢？」

蟲：「妳心裡的藥。」

羅：「那是什麼？無條件的愛嗎？」

蟲：「就是妳一直抓著不放的東西。」

羅：「欲望嗎？一直抓住的執著，一直抓住不放的，例如：重建亞特蘭提斯？」

蟲：「就是妳一直想要但又一直得不到的東西，放下就可以。」

羅：「愛嗎？人間的愛？」

蟲：「什麼都可以是。」

葛瑞絲：「是名利權情之類的嗎？」

蟲：「當然啊！人類除了名利權情，其他還有什麼呢，這種蠢問題就不用再說了。」

葛瑞絲：「其實蟲好像不太好相處。」

蟲：「不是我不太好相處，而是妳不好相處。」

羅：「就是無知才會生病，所以才要請教您了。」

蟲：「我們不是來教育妳的，我們是來咬妳的。」

羅：「為什麼要咬呢？」

蟲：「這是我們的責任。」

羅：「你的責任就是來咬無知的人們？」

蟲：「我們是來維持平衡，這句話我以前已經跟妳說過一次了。」

葛瑞絲：「有跟我說過一次了（二〇一八年七月第一次做化學治療時曾經告訴過我『他們是來維持平衡』），你們現在為什麼死掉了？為什麼說我身上有很多屍體？」

蟲：「都是因為妳要懂不懂的，不懂我們就又活了，妳要懂不懂的，浪費了我們很多資源，我們很難辦事。」（這裡的「懂」，我認為他指的可能就是「人生目的」）

羅：「是上次老師在印度所說的皮膚病？」

葛瑞絲：「我不知道。」（二〇一九年我在印度曾發過一次皰疹）

羅：「你（蟲生物）上次來的時候是葛瑞斯在印度時，造成她的皮膚病？」

蟲：「那不是我們造成的，我們是住在妳的血液裡頭。」

葛瑞絲：「你有名字嗎？」

蟲：「我們沒有名字，但你們想叫我們什麼都可以。」

葛瑞絲：「如果我們去看醫生，醫生寫的病名是什麼？Cancer（癌症）嗎？」

蟲：「我們是各式各樣的疾病，癌症只是其中的一種。」

羅：「你是說癌症也不過是你們其中的一種嗎？」

蟲：「當然。」

葛瑞絲：「他們住在血液裡。」

蟲：「我們住在妳的血液、骨髓、精液裡，就是液體，能夠流動的地方都有我們，包括妳的腦子、腦袋、眼睛、牙齒和指甲，這些妳想不到的地方我們都在。」

羅：「所以身體壞了都是你們的關係。」

蟲：「不是我們把你弄壞的，是你把自己身體用壞，你要搞清楚。」

羅：「所以我們沒有行使人生目的的時候，你們就會出現嗎？」

葛瑞絲：「是嗎？當我不做人生目的的時候？」

蟲：「我聽不懂你說的人生目的是什麼，我只知道，當你們沒有維持平衡時，我們就要出現。」

羅：「每一個人的平衡一樣嗎？」

蟲：「當然不一樣，你有你自己的，她有她的。」

葛瑞絲：「我看到魔蠍大帝在另一方，他是你們的統領嗎？」

蟲：「他是我們的起源，他是我們的家，我們從那裡來，也會回到那裡去。」

葛瑞絲：「你們會死嗎？」

蟲：「我們不就被妳殺死了好幾次？在妳身上浪費了我們這些……」

葛瑞絲：「他們就像軍隊一樣。」

蟲：「我們這些子民們（指黑蟲）都在妳身上浪費了，白白浪費在妳身上，然後我們要再派一些來，然後他們（指黑蟲）都送死了。」

葛瑞絲：「黑蟲白白送死的意思是什麼？你說他們送死的意思，就是不用再來我的身上，是嗎？」

蟲：「黑蟲死了就代表妳身上已經維持了一定的平衡，所以他們不用再來妳身上。」

葛瑞絲：「又再來一次是要再維持平衡，是嗎？魔蠍大帝那裡有很多像你們的生物嗎？」

蟲：「說生物就對了，代表你們尊敬我，在你眼裡我是蟲，但我不是蟲，也不叫病變，我只是一種能量。」

羅：「你們是叛變嗎？（指讓身體產生病痛）」

蟲：「我們不叛變，是你們叛變，我們什麼也不做，是你們做。」

羅：「所以是我們內心的不平衡讓你們出現？」

蟲：「可以這麼說吧。」

羅：「所以是我們的恨，讓你出現？」

蟲：「只要你們恨，我們就一定會出現。」

羅：「如果生氣，你們也會出現嗎？」

蟲：「生氣就是恨。」

羅：「傷心呢？」

蟲：「傷心到恨，我們就會出現，像葛瑞絲這樣一直恨的人很少。像她這樣很快就不恨的也很少。不恨，我們就沒有存在的必要性。」

羅：「好喔，我知道了。」

蟲：「你好什麼？倒是你要小心，你有這麼多的恨，你不要再恨你媽了。」

羅：「你也知道我恨她？我會想想自己恨她什麼。」

蟲：「如果你蠢到什麼都不懂，我們也沒辦法救你。我們也不是來救你的，我們只會陪伴你。」

羅：「所有的病都跟恨有關係，我現在也明白確實如此，一個人為什麼心情不好，因為他的名利權情，他的欲望受損，心情不好才會去恨，這樣子的結果會造成別人生病，也會讓自己生病，不要再恨了，告訴他們這件事實。」

葛瑞絲：「你們要去至青老師家的門口嗎？（在老師家門口有很多其他存有等待著聽課）你們也可以提升自己。」

蟲：「我們現在要帶走這些弟兄，也要把這些死掉的弟兄帶走。」

葛瑞絲：「感謝你們。」

蟲：「也許妳以後不會那麼痛了，我們帶走這些死掉的弟兄後，妳就會覺得舒服一些，呼吸也舒服一些。」

此時我的身體有些痛的反應。

葛瑞絲：「他們好像在放火燒東西。」

羅：「燒屍體？」

葛瑞絲：「好像是，好像是火燒草的焦味，你有聞到嗎？」

羅回頭看了看熱風扇。

羅：「噢，是嗎？」

葛瑞絲：「好像有變熱的感覺，你把暖器關掉看看。」

羅：「它一直都開著。」

葛瑞絲：「把暖器關掉確認一下。」

羅：「我覺得忽然變熱，可是暖器已經吹很久了。」

葛瑞絲：「肝臟有火的光在燃燒，從這裡（肝臟）一直燒到我的腳和我的指甲。」

蟲：「妳以後不會再因為我們而受苦了。」

葛瑞絲：「好痛。」

蟲：「記得妳答應我們的，會告訴很多人。」

葛瑞絲：「他們還在離開，還在燒。」

此時我看見許多蟲生物從我的身體上升，回到魔蠍大帝之處。

葛瑞絲：「蟲生物一直往上，有一些黑蟲被燒炸出汁來，爆炸，像是被壓扁，壓爛。」

羅：「我是說，不好意思死了這麼多生物。」

蟲：「這是他們的生態，不需要時本來就會這樣，這是自然（指需要穩定平衡的時候黑蟲便會出現，而當不再需要的時候，黑蟲會有自己的方式離去）。」

蟲：「謝謝葛瑞絲，從來沒有人邀請我們去聽課，從來不知道我們除了這件事以外，還有別的事情可以做。」

羅：「提升振動頻率是沒有上限的。」

蟲：「但我們聽不懂『提升振動頻率』是什麼，但我們想去聽課，我想我們都會去聽課。請跟妳口中的『至青』說謝謝。」

羅：「我很感激你們，我相信葛瑞絲也很感激你們。」

蟲：「沒有一個生病的人感激過我們。」

羅：「葛瑞絲，妳感激他們嗎？」

葛瑞絲：「我理解了以後就感激他們。但我是感激這整個生病過程的。」

羅：「我很感激你們給葛瑞絲的這段經歷，讓我重新遇到吳至青老師，明白原來有這一些知識。我原本也像你們一樣，不知道什麼是振動頻率、能量、平衡，是跟著吳至青老師才慢慢體會到什麼是人生目的，什麼是真正的目的，什麼是我們存在的目的。每個人確實都不一樣，你們的存在也不一樣，我們一起經歷這個過程，有各自不一樣的目的，但在這個過程裡，會愈來愈明白到底為什麼要做這些事，我相信你們可以在吳至青老師那邊也能得到答案與知識。」

葛瑞絲：「身上好像沒有火了。」

羅：「喔，火都燒完了，感恩。」

葛瑞絲：「剛剛好像真的有一股熱氣。現在有涼涼的感覺，就在我說『好像沒有火』之後，好像有一股冷風來了。我覺得他們走了。我聽到好多聲音，從左邊的胸部發出好多聲音喔，好多『人』的聲音，好像是我自己以前抱怨的聲音說：『我不要做這個，幹嘛叫我做這個，幹嘛不自己做』，好多人的聲音喔，好奇怪，你們是誰？好像我這一生所有抱怨的聲音都在這裡面，骨頭好酸喔。」

羅：「這些都是『恨』的種子啊。」

葛瑞絲：「『抱怨就是恨的種子』。這句話講得太好了，抱怨的聲音好像快要講完了，一路從小講到大，現在要講到三十幾歲了，三十到四十幾歲時，我抱怨的聲音比較少，多是罵老公而已。彷彿是將我從小到大所有抱怨批評過的話全部曝光出來。我還罵一下我婆婆與媽媽，罵過我大姐（抱歉的語氣），這輩子我認識的所有人都被我罵過了，真對不起。」

與黑蟲生物的對話，讓我猜測也許從左邊胸口拉出的人皮和黑蟲生物都是曾經充滿著許多「惡與恨」意念的自己，只是未曾察覺自己心裡有這麼多負面聲音，而且是從我非常小時就開始了，甚至可能累世都跟著我，我認為他們（黑蟲生物與人皮）的出現與離開正是告訴我，對很多事情的人生觀（指人生目的）已然改觀了。

13-4 從地獄到天堂

三年前（二〇一七年九月），在我病危前約八個月，不知為何原因，我心急地四處尋找靈通老師詢問，「我為什麼會有通靈能力，我想一個人不會平白擁有這些能力，到底我有這些能力要做什麼？這其中背後應該有目的吧！」當時我找到兩位老師，他們給我回覆都是，「不用想太多」。在此要特別說明，我並沒有責怪這兩位老師的意思，因為人生目的是要自己去發掘的。

在那之後，因為一直想不通我到底有這能力要做什麼，心裡想著也許我要跟隨某一位老師學習，但要去哪裡找老師呢？在不知如何做，又沒有答案也找不到老師之下，我放棄了，我想也許這個能力是沒有意義的吧，也許柴米油鹽與工作就是我人生的全部。

三個月之後，我的右邊胸部發現了兩顆小腫瘤；又過了兩個月，每天凌晨約兩點，我都會起床上廁所（之前從來沒有這種習慣，也幾乎未曾半夜醒來上洗手間），之後我就莫名坐在客廳裡發呆，清楚記得連續三天我都看見同樣的喪禮畫面——有一個吹著嗩吶的人帶領一群抬著棺材的人，不知道他們要往哪去，我很好奇躺在棺材裡的人是誰，仔細一看，發現是「我自己」躺在棺材裡！

三更半夜看見這個畫面讓我有一點慌張，也非常害怕，當時並不知道這代表著我的死期將近，我下意識刻意忘記這些畫面，再過沒幾週，我便病危住院了。

如今我無法用任何言語來形容到今天為止，所經歷與看見的這一切。兩年多前，曾經我認為生命中擁有的一切是多麼美好，有一份值得驕傲的工作、自以為幸福美滿的婚姻、體貼的婆家和娘家，卻在人生最美好的那一刻，掉入地獄。

兩年多後，我往回看，才猛然發現當時即使沒有生病，也早已活在地獄，我的人生沒有意義，每天與朋友家人談的是購物、美食與旅遊，聊著能賺高薪的才是好工作，殊不知執著在這些貪念上，才真正令人沉淪，更不知道自己有許多的負面情緒與想法。請讀者們不要誤會我對這些有偏見，我現在依舊購物，也會到餐廳享用美食和旅遊，只是現今我做這些事的起心動念已截然不同，當我與友人聚餐時，我帶著分享人生目的的想法前往；旅遊時想的是，是否會遇見其他不同次元的人？如果我邀請他們參加課程，他們會來嗎？我如今也照樣工作，為自己的人生負責，只是賺錢已不再是我工作的主要想法，我想的是自己能夠幫助他人什麼。

有一天我與朋友聊天，看著朋友與她先生和其他的朋友熱烈討論著各國不同的美食與景點，從前的我必定會加入討論並分享自己的想法，但那一刻我卻傷心地流下眼淚，腦海想的是如果他們不理解人生目的，死後會不會因為貪念而進入餓鬼道？那一天起，我告訴自己，再也不對任何食物發表意見，能飽食便感恩萬分，美食與旅遊不是我的人生三大目的。

另一天，朋友對我訴說工作多不容易，客人多難相處，與股東分利不均有多氣憤，到底要怎麼做才能從中得利，不會讓自己有損失。從前的我肯定會認同他，做生意就是要以利為優先才能賺錢，但回家之後我也傷心地哭了，我難過地想，如果把工作的理念放在如何能夠真正幫助客人解決問題，那麼這份工作不是很有意義嗎？因為恐懼沒有錢而上班的生活，好辛苦，原來我曾經也用同樣的心態在工作。

又另一天，朋友抱怨他上課的老師不會教，考試題目太難，不想考了。再另一位朋友抱怨他的孩子不夠乖，生活很累，而還有一位朋友抱怨她的老公不夠好等。

不久之前我也是過著這樣的生活，而不覺得有什麼不好，我一直活在自己的象牙塔裡，曾經認為只要不順我心，生氣是對的，有報復心態也是正常的，大家不都是如此過生活嗎？現在才明白，原來我曾經以為的美好生活並不美好，我認為的幸福其實是假象，有報復心態即入地獄，我曾經以為的天堂，如今看來竟是地獄。

人生中經歷的每一次危機（不論是小危機或是大危機），我知道都是宇宙一次又一次給我機會（危機和機會都是宇宙對我們的愛），讓我藉由一次又一次的險境中得到領悟並成長。帥哥（也就是大帥）的例子令我意識到，我們每個人其實每天都生活在險境當中，只是有沒有抓住這些機會向上提升而已。

此刻我正在第四次危機中，我並不知道這將會是最後一次，亦或之後還有第五次、第六次、第七次……危機，但我已經從中得到領悟，**無論我面對什麼未來，我都**

帶著感激與愛前進，我身邊的每一個人都是觀世音菩薩，每一個人都值得我感激與愛，不論我是身為人活在這個世上，或是我做為靈活在另外一個次元，我們的人生（靈生）目的都是一樣的，那就是不停地向上「提升」！

二〇二〇年十一月二日。

臨睡前，我看見一個作夢都沒有想到能在此生見到的畫面，老師家門口的非人「和睦相處」的一起生活，眼前的這一幕令我想起孔子說的大同社會。

那晚，只見我媽媽、帥哥和另一位朋友的媽媽三人談笑風生，好不開心，聽見朋友媽媽說：「唉，我生前真是太無知，對待我老公真是太差了。」再聽見我媽說：「唉，我比妳還無知呢，我對我老公更差，我真是錯。」而站在一旁的帥哥懺悔地說：「唉，我也好不到哪去，我對我前妻更過分，我才無知。」他們三人談自身的過錯，承認自己的無知，也接受犯過的錯，沒有批判也沒有逃避，同時非常慶幸此刻能夠待在至青老師家門口學習，而不是在外漂泊或是去到一個更不好的地方。

在他們的左後方是遠古人類「孩子的媽媽」族群，其中一位孩子嘗試想穿上我媽媽為他做的上衣，但是他和他媽媽都不會穿（我猜測可能是因為民族與年代不同而不理解如何穿衣服，因為他們看起來似乎從來沒見過「衣服」的樣子），就在他們手忙腳亂時，我的媽媽帶著詳和的微笑走上前，溫柔地為孩子穿上衣服，而他們身後還站了許多人，想請我媽媽教他們如何穿衣服。這一群人從原本不知道「感激」是什麼意思，到今天為了感謝我媽媽為他們做衣服，給了她亮晶晶的金黃色石頭（他們以前的工作是挖礦，金黃色石頭是最珍貴的東西）表示感謝。我媽媽理解也感恩他們的感謝，欣喜地收下石頭並細心的收在她做衣服的桌上。其中有一位孩子抓了一隻很小的黑蟲給我媽媽要謝謝她，生前非常害怕小蟲的她，如今卻開心的收下，因為她理解這是對方的心意。這是我第一次見到媽媽臉上露出如此滿足的笑容，也是第一次看見媽媽覺得不求回報為他人付出感到開心幸福。

在最後方的小巨人歡樂地跑來跑去玩耍，大巨人們同樣不知道該如何穿上我媽媽為他做的衣服，來了十幾個人想要幫巨人穿上衣服，這一幕溫馨又可愛。一直跪在最前方的小智（外國人），手裡握著壽桃吃了起來，原本抗拒中國食物的他，如今也放下。

望著如此和諧和樂的景象，我感動地流下眼淚，此景令我想起了三週前，在前往老師家的路上看見的畫面中，一大群漂亮的鯉魚不停地往前游，就好比是「鯉魚躍龍門」，而當時我認為這畫面代表的可能是「彼此同心協力，一起向上提升」。就在我回想的當下，我看見每一位非人臉上散發著光芒與喜悅，他們對著至青老師家門口的方向說感謝，之後再對我說感謝。也許這是他們用行動來証實我的想法是正確的。

其實真正要說感謝的人是我。我最感動的不僅僅是因為來自世界各地與各個不同年代的非人們和樂、友愛、敬重的相處在一起，而是因為他們現在有了共同的目標，就是「提升自己」朝光的道路前進。謝謝他們的呈現，此刻我心中充盈滿滿的愛與溫暖感動，這一刻，真心感謝我的靈通能力能夠讓我看見這美好的一幕，也真心希望每個人能夠看見我所見。

感謝

寫書的最後，出版社問我，有沒有特別需要感謝的人，而我想要感謝的人實在是不勝枚舉，抱歉無法在這裡一一列舉出來，首先最要感謝的是至青老師學習知識的提攜。感謝先生不離不棄的照顧我。感謝我的每一位家人對我的細心照顧，感謝朋友對我的關懷，與每一位朋友在我寫書時給予的各項幫助。

感謝各方神佛，感謝宇宙的人生安排，感謝自己看見的每一個畫面，遇見的每一位非人，每一個還活著的人與非人的生命故事都激勵著我，也讓我反思；特別是帥哥（大帥）的例子，在他人生的最後用自己的生命歷程拉了我一把。

最後我最要感謝與感激的是我母親與癌症，感謝癌症讓我及時明白我的人生目的，感謝母親因而有了懺悔與學習感恩的機會。想起這種種發生的一切，深覺曾經的人生如夢一場，而我才初醒，過去的種種已如前世，是母親與癌症令我有機會得已翻轉人生，不虛此生。

國家圖書館出版品預行編目資料

叩問生死：探索人生目的／蕭尹翎著．–
一版．-- 臺北市：商周出版：家庭傳媒城邦分公司發行，
2020.11　面；　公分．-- (Open mind ; 70)

ISBN 978-986-477-950-5(平裝)

1. 乳癌 2. 病人 3. 通俗作品

416.2352　　109016568

Open mind 70

叩問生死：探索人生目的

作　　者／蕭尹翎
企劃選書／黃靖卉
責任編輯／彭子宸

版　　權／吳亭儀、江欣瑜
行銷業務／周佑潔、賴玉嵐、林詩富
總 編 輯／黃靖卉
總 經 理／彭之琬
事業群總經理／黃淑貞
發 行 人／何飛鵬
法律顧問／元禾法律事務所 王子文律師
出　　版／商周出版
台北市115南港區昆陽街16號4樓
電話：(02) 25007008　傳眞：(02)25007579
E-mail：bwp.service@cite.com.tw
Blog：http://bwp25007008.pixnet.net/blog
發　　行／英屬蓋曼群島商家庭傳媒股份有限公司城邦分公司
台北市115南港區昆陽街16號8樓
書虫客服服務專線：(02)25007718；(02)25007719
服務時間：週一至週五上午 09:30-12:00；下午 13:30-17:00
24小時傳眞專線：(02)25001990；(02)25001991
劃撥帳號：19863813；戶名：書虫股份有限公司
讀者服務信箱：service@readingclub.com.tw
城邦讀書花園：www.cite.com.tw
香港發行所／城邦(香港)出版集團有限公司
香港九龍土瓜灣土瓜灣道86號順聯工業大廈6樓A室
E-mail：hkcite@biznetvigator.com
電話：(852) 25086231 傳眞：(852) 25789337
馬新發行所／城邦(馬新)出版集團【Cite (M) Sdn. Bhd.】
41, Jalan Radin Anum, Bandar Baru Sri Petaling,
57000 Kuala Lumpur, Malaysia.
Tel: (603) 90563833　Fax: (603) 90576622
Email: cite@cite.com.my

封面設計／張燕儀
排　　版／極翔企業有限公司
印　　刷／韋懋實業有限公司
經 銷 商／聯合發行股份有限公司
電話：(02) 2917-8022　Fax: (02) 2911-0053
地址：新北市231新店區寶橋路235巷6弄6號2樓

■2020年11月19日一版一刷
■2024年5月23日一版4.6刷
定價400元

Printed in Taiwan

城邦讀書花園
www.cite.com.tw

 ISBN 978-986-477-950-5